中医肿瘤
现代研究与进展

许冬鑫　编著 >>>

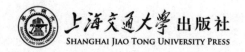
上海交通大学出版社
SHANGHAI JIAO TONG UNIVERSITY PRESS

内容提要

本书共8章，对肿瘤的中医治疗进行了详细的阐述，首先论述了中医学对肿瘤的认识，其中包括了肿瘤的病因病机、辨证辨病、治则治法等；然后介绍了中医治疗肿瘤常用的中草药、中成药，以及外治法；最后根据不同的部位将常见的肿瘤进行分类，对肿瘤的临床表现、辅助检查、分期、中医治疗进行了讲解。本书根据最新的指南进行编写，与临床结合紧密，集专业性与科学性于一身，内容丰富、结构清晰。本书适合中医科和肿瘤科医师，以及相关从业者阅读和参考。

图书在版编目（CIP）数据

中医肿瘤现代研究与进展 / 许冬鑫编著. --上海 ：
上海交通大学出版社，2023.12
ISBN 978-7-313-29843-0

Ⅰ．①中… Ⅱ．①许… Ⅲ．①中医学－肿瘤学－研究
进展 Ⅳ．①R273

中国国家版本馆CIP数据核字（2023）第216595号

中医肿瘤现代研究与进展
ZHONGYI ZHONGLIU XIANDAI YANJIU YU JINZHAN

编　　著：许冬鑫

出版发行：上海交通大学出版社　　　　　地　　址：上海市番禺路951号

邮政编码：200030　　　　　　　　　　　电　　话：021-64071208

印　　制：广东虎彩云印刷有限公司

开　　本：710mm×1000mm　1/16　　　经　　销：全国新华书店

字　　数：231千字　　　　　　　　　　印　　张：13.25

版　　次：2023年12月第1版　　　　　　插　　页：1

书　　号：ISBN 978-7-313-29843-0　　　印　　次：2023年12月第1次印刷

定　　价：198.00元

版权所有　侵权必究

告读者：如发现本书有印装质量问题请与印刷厂质量科联系

联系电话：010-84721811

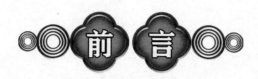

前　言

　　肿瘤是严重危害人类健康的常见病、多发病。近半个世纪以来，随着人类平均寿命的延长、生活方式的改变、环境污染的加剧，其发病率和病死率都有不同程度的增长，已经超过其他疾病，成为人类第一位的致死原因。正因如此，肿瘤的诊治已成为世界医药学界广泛重视的课题，牵动着千家万户。

　　几千年的历史、文化积淀为中医肿瘤学奠定了坚实的基础。随着中医学理论的日臻完善和临床经验的不断积累，中医肿瘤学已经形成较为完整的理论体系和辨证论治规范。中医肿瘤学以中医理论为指导，以辨证论治为原则，以个体化诊疗为模式，其特色治疗手段如针灸、中草药等与西医的手术、放射治疗、化学治疗、靶向治疗、免疫治疗等疗法的结合，提高了肿瘤患者临床治疗的有效性，减轻了患者的痛苦。

　　为向读者介绍了中医肿瘤学的理论、方法和实践经验，让读者了解到中医肿瘤学的独特优势和良好效果。本人根据自己多年治疗肿瘤的临床经验，参考国内外大量的文献和最新指南，编写了《中医肿瘤现代研究与进展》一书。

　　本书共8章，对肿瘤的中医治疗进行了详细阐述。首先论述了中医学对肿瘤的认识，其中包括了肿瘤的病因病机、辨证辨病、治则治法等；然后介绍了中医治疗肿瘤常用的中草药、中成药及外治法；最后根据不同的部位将常见的肿瘤进行分类，对肿瘤的临床表现、辅助检查、分期、中医治疗进行了详细讲解。本书根据最新的指南进行编写，具有很强的临床实用性和可操作性,内容丰富、结构清晰,适合中医科和肿瘤科医师,以及相关从业者阅读和参考。

　　由于编写经验和时间有限,且肿瘤涉及面广,理论和实践也在不断发展变化,故而书中难免有疏漏之处,敬请广大读者提出宝贵经验,以便日后修改完善。

许冬鑫

淄博市中医医院

2023 年 5 月

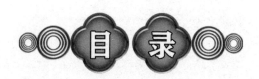

目 录

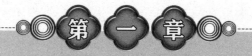

中医学对肿瘤的认识

第一节　中医肿瘤学的形成与发展

　　中医肿瘤学是在中医学基础理论指导下,阐述肿瘤的发生、发展及变化规律,揭示肿瘤的病因、病机、临床特点、辨证论治规律,以及研究肿瘤的预防、康复、保健等方面的一门学科。从中医发现和认识肿瘤到中医肿瘤学这一学科的形成经历了漫长的过程。中医肿瘤学运用中医药理论系统地反映了中医肿瘤病证的辨证论治特点,是中医学的重要分支,并涉及内、外、妇、骨等多个学科,是这些理论体系的延伸与扩展。了解中医肿瘤学的诞生、形成与发展,学习历代中医多年来同肿瘤作斗争而形成的理论知识及临床经验,逐步建立起中医肿瘤防治体系,有利于提高肿瘤防治的水平,并促进中医肿瘤学理论和临床的发展。

一、中医肿瘤学起始阶段

　　中医对肿瘤的记载起始于两千多年前,早在殷商时期殷墟的甲骨文中就有"瘤"的病名。先秦时期《周礼》已有"疡医"的记载,其主治的"肿疡"就包括现在的肿瘤。

　　从春秋战国时期的《黄帝内经》(以下简称《内经》)问世起,中医便对肿瘤类疾病有了较系统的认识。该书不仅记载了肿瘤的病名、症状、病因、病机,也提出了总的治疗原则,奠定了中医肿瘤学形成与发展的基础。《灵枢·百病始生》云:"虚邪之中人也……留而不去,则传舍于络脉……息而成积。"瘤者,留也,邪气日久传舍或留著于各处则成癥积,此为中医对肿瘤疾病的最早记载。书中所记载的肠覃、伏梁、马刀、石瘕、积聚、噎膈等病证与现代某些肿瘤的临床表现极为类似,如《灵枢·邪气脏腑病形》云"胃病者,腹膜胀……膈咽不通,食饮不下",则与现今临床所见的食管、胃、贲门肿瘤症状相似。同时,《内经》对某些肿瘤的病因、病机也有许多论述,如肿瘤是"虚邪中人也……留而不去……息而成积"及"喜怒不适……积聚已留"等原因形成的,提出了外感六淫、内伤七情等各种邪气是导致疾病发生的重要条件,而脏腑阴阳失调、气血郁滞不通是导致肿瘤发生的主要原因。《内经》还认识到"邪气客""结气归之""其气必虚"等是筋瘤、肠瘤等发生的原因和病机。此外,《吕氏春秋·尽数》和《素问·异法方宜论》已注意到肿瘤的发生与饮食水土、地区方域和生活习惯的不同有关,对于现代肿瘤的防治与普查仍有重要指导意义。其中《内经》"药以祛之,食以随之",以及经常被提及的"大毒治病,十去其六,常毒治病,十去其七,小毒治病,十去其八,无毒治病,十去其九,谷肉果菜,食养尽之,无使过之,伤其正也",都说明了食疗自古以来便受到重视。而《内经》所体现出来的整体观念、辨证论治的基本理论特点以及"治未病"的预防思想,是指导后世早期防治、诊疗肿瘤的准则。《内经》载有"坚者削之""结者散之"等治疗法则,对当代防治肿瘤疾病仍有较强的指导意义。

继《内经》之后,秦越人所著《难经》最早论述了某些内脏肿瘤的生成元凶和临床表现。如《难经·五十五难》对积聚病的病位、病性和具体症状均已有所记述,《难经·五十六难》对内脏肿瘤"五脏之积"做了大致的区分和描述,指导了后世防治肿瘤的临床实践。秦汉时期成书的《神农本草经》所载的人参、杜仲、白术、大黄、半夏等药,迄今仍为中医治疗肿瘤的常用药。据统计,在该书所载的365味药物中,治疗肿瘤一类疾病(如积聚、肿疡、恶疮等)者有150余味,对后世防治肿瘤有深远的影响。

东汉时期,张仲景所著的《伤寒杂病论》创立了一套以脏腑经络学说为核心的辨证方法,初步建立了中医肿瘤学临床辨证论治规范。"积者脏病也,终不移;聚者腑病也,发作有时,辗转痛移,为可治",强调治疗肿瘤应"观其脉证,知犯何逆,随证治之"。且书中对"胃反""积聚"及妇科肿瘤等疾病的病因证治进行了较为明确的阐述,并指出了某些肿瘤的鉴别与预后,书中所载"鳖甲煎丸""大黄䗪虫丸"等至今仍为治疗肿瘤的临床常用方。华佗的《中藏经》载:"夫痈疽疮肿之所作也,皆五脏六腑蓄毒不流则生矣,非独因荣卫壅塞而发者也。"这已认识到肿瘤发生机制是人体内部脏腑功能失调、蓄毒不化而成,强调肿瘤是全身性疾病在局部的表现,内因在发病中起主导作用。此外,现代治疗肿瘤的几大治则如扶正、活血化瘀、清热解毒等,常用的诸如虫类药、矿物类药及带有某些毒性的药物,在当时都已被普遍应用。

秦汉时期已有手术治疗肿瘤的记载,这是外科治疗肿瘤的较早记录。如汉初的《淮南子·氾论训》记载了汉代以前的一些简单手术,《后汉书·华佗传》中有关于我国外科手术割治胃肠肿瘤类疾病的最早记录,华佗首创麻醉下手术治疗体内"结积",开创了人类手术治疗内脏肿瘤的先河。

可见,中医肿瘤学在秦汉时期就已诞生,为后世肿瘤学的形成、发展奠定了良好的基础。

二、中医肿瘤学形成阶段

晋隋唐时期,在前人的理论基础上,对某些肿瘤病因、病机及诊断的认识逐渐加深,治疗上也取得了长足进步。宋金元时期,医学流派争鸣,充实了肿瘤学防治理论,从理论到临床实践形成了独具特色的一门学科,中医肿瘤学初具规模。

晋代皇甫谧总结秦汉三国以来的针灸学成就,著成《针灸甲乙经》,书中载有大量运用针灸方法治疗肿瘤疾病的内容,甚至能够根据噎膈部位的不同而采用不同的针刺方法来治疗。晋代葛洪所著的《肘后备急方》是当时的一部急诊手册,论述了甲状腺肿及常见肿瘤的治疗方法。书中记载"凡癥坚之起,多以渐生,而有觉便牢大,自难疗也。腹中微有结节,便害饮食,转羸瘦。"葛洪认识到肿瘤疾病有发生、发展、恶化的典型过程,他认为对于肿瘤疾病要以预防为主,防止其传变和转移,还发明了红升丹、白降丹等方药,开创了化学治疗的先河,对后世痈疽、肿疡、瘿瘤、赘疣的治疗起到了一定的推动作用。

隋代巢元方所著《诸病源候论》中论及肿瘤类疾病病因证候有很多,比较详细和准确地记载了许多肿瘤类疾病的病因、病理及症状等,在我国肿瘤学发展史上具有重要意义。该书还对"癥""瘕"的发生、发展过程及"乳石痈"的症状做了较为详细的描述,并将甲状腺肿瘤进行分类,对良、恶性肿瘤的鉴别有了早期认识,防治方面用碘质丰富的海藻、紫菜,开始对内分泌进行调节。

唐代孙思邈所著《备急千金要方》首先按发病性质和部位对"瘤"进行了分类,并有对类似当今子宫颈癌、乳腺肿瘤的记载,首载肿瘤专方 50 余首,突出了对虫类药、剧毒药、祛痰药的使用,如僵蚕、全蝎、蜈蚣、蝉蜕等。同时代王焘所著《外台秘要》载有甲状腺肿的地方性发病情况,用猪、羊等动物的甲状腺和紫河车等药物治疗,书中搜集了防治甲状腺肿的药方 36 首,其中含碘丰富者有 27 方,还有针灸等方法治疗肿瘤疾病的记载。另外,唐太宗时所编的《晋书》记载有外科手术治疗"大瘤疾"的病例。

宋代东轩居士在《卫济宝书》中第一次提及"癌"字并论述"癌"的证治,他把

"癌"列为痈疽"五发"之一,提到用麝香膏外贴治疗"癌发",书中"五善七恶"的观察方法对肿瘤的诊治及判断预后均有一定指导意义。《仁斋直指附遗方论》对癌的症状、病性也进行了较为详细的描述,认为癌症是"毒根深藏"造成的,为后世苦寒解毒法治疗癌症提供了理论依据,还提出了癌有"穿孔透里"和易于浸润、转移的特性。赵佶所写的《圣济总录》论述了体内气血的凝结或某些不正常物质的滞留,都可能产生肿瘤疾病,并载有类似肝肿瘤的肝著、肝壅、肝胀等病的证治。《严氏济生方》记载有割治手术与药物结合治疗肿瘤的病例。窦汉卿《疮疡经验全书》谓"捻之内如山岩,故名之,早治得生,迟则内溃肉烂见五脏而死",对乳岩进行了细致的观察,描述其早期可治、晚期难治。陈言《三因极一病证方论》将瘿瘤进行了系统分类,包括现今临床上的甲状腺瘤等颈前肿物及其他软组织良性或恶性肿瘤。

金元时期,四大家论治肿瘤各有建树。刘完素力倡寒凉用药以治疗火热病,对于后世使用清热解毒、清热泻火等法治疗肿瘤具有一定的指导意义,如用凉膈散治疗噎膈就取得了较好的疗效。张从正《儒门事亲》一书,力主祛除邪气而用攻法,善用汗吐下三法攻邪消瘤,且在治疗噎膈、反胃等肿瘤类疾病时也非常重视辨证论治。李杲提出"内伤脾胃,百病由生"的论点,他认为"养正积自除",并创立补中益气汤、通幽汤等,对于癥瘤患者有滋补强壮、扶正固本的作用。朱丹溪提倡"相火论",对反胃、噎膈等肿瘤类疾病的治疗,主张以"润养津血,降火散结"为主,并创立大补阴丸、琼玉膏等方。《丹溪心法》一书对乳岩、噎膈、积聚痞块的形成、演变、治疗和预后,进行了较为细致的描述。

三、中医肿瘤学成熟阶段

明清时期,各医家总结前人经验,对肿瘤的病因、病机、症状、内治、外治等进行了详尽的论述,并在实践中对各种肿瘤的认识和诊治积累了新的经验,使中医肿瘤学得以进一步深入和完善,并逐渐成熟。

明代,温补派代表张景岳的《类经》和《景岳全书》,较全面地总结了前人关于肿瘤类疾病的病因、病机,对积聚的辨证认识不断深入,将治疗积聚癥瘕的药物归纳为攻、消、补、散四大类,提出了对噎膈、反胃等病的不同治法,还提出及早治疗轻浅病证以防止噎膈等肿瘤类疾病的发生,对当今治疗肿瘤仍具有重要的指导意义。陈实功《外科正宗》对乳癌症状进行了细致描述,书中提及"坚硬,木痛,近乳头累累遍生疙瘩"等特征,并认为治疗疮疡、肿瘤类疾病要内外科并重,尤以调理脾胃为要。王肯堂对肿瘤类疾病也有较深入的认识,在《证治准绳》中记载了乳癌、噎膈等疾病的病因、病机及预后。《天工开物》《本草纲目》还认识到职业病的防治问题,后者已载有治疗瘿瘤疣痣的药物如贝母、黄药子、海带、夏枯草等130 余种,治疗噎膈的半夏、天南星、三棱、莪术等理气化痰、开结消积的药物。陈实功所著《外科正宗》对乳癌症状描述非常确切,"初如豆大,渐若围棋子,半年一年,二载三载,不疼不痒,渐渐而大,始生疼痛,痛则无解,日后肿如堆栗……名曰乳岩",在治疗上强调"怡情悦性"。另外,他在治疗茧唇(即唇癌)时,用烧灼止血法,以达到止血和消除癌瘤的目的。申斗垣的《外科启玄·血瘤赘》记载了采用割除法、药线结扎法治疗外突明显而根部细小的肿瘤、蒂状纤维瘤。《外科证治全生集》详细记载了治疗乳癌、恶核、石疽等疾病的内服、外敷药物。

清代医家非常重视肿瘤的预防及早期治疗。吴谦《医宗金鉴》认识到如能早期发现、施治得法,癌疾也是可以治愈而"带疾而终天"的;他还认识到肿瘤生长的部位多与脏腑、经络有关,如"乳岩"属于肝脾病变,崩漏、带下等属于肿瘤类疾病者多属冲、任二脉病变,口腔肿瘤多属于心脾两经的病变,喉部肿瘤是由肺经郁热兼多语损气而成的。他认为只有辨明脏腑经络,才有利于肿瘤的防治,并创制出许多行之有效的方药。《医宗金鉴·外科心法要诀》的痈疽阴证歌、痈疽七恶歌、痈疽逆证歌均细致观察了肿疡情况,判断预后的辨证规律,丰富了肿瘤学的内容。另外,在明清时期,还有关于类似阴茎癌、舌肿瘤等疾病的记载,清代高秉钧在其《疡科心得集》中描述了"夫肾岩翻花者……初起马口之内,生肉一粒,如坚肉之状,坚硬而痒……"的发病过程,还把"舌疳""失荣""乳岩""肾岩"列为四大绝症,可见当时医家在临床实践中已深刻认识到恶性肿瘤的不良预后。

四、中医肿瘤学发展阶段

清末至近代,由于西方医学的大规模传入,肿瘤医学开始迈入中西医汇通时期,且得到了显著进步,中医学对肿瘤的认识亦趋深化,中医肿瘤学不断发展。

清末时期已用"癌"来翻译 cancer,光绪年间出版的《辞源》中已收有"癌"字,其意义与今日所用一致,此后不少医家都开始使用"癌"这一名称。人们对癌症的演变过程也有了一定的认识和了解。如刘野樵在《奇经直指》中已认识到肝癌的发展可导致腹水,并用中药治疗肝癌、胃肠癌、子宫癌多例,均取得了较为满意的疗效。光绪年间成书的《厘正按摩要术》认为,积聚之症日久则"攻补为难",大力提倡内外结合的治疗方法。清末王清任所创立的"逐瘀汤"系列对后世活血化瘀法治疗肿瘤提供了有力的支持,为一大重要法则,如以膈下逐瘀汤治疗腹部血瘀证,将化瘀和补虚法相结合是王氏治疗肿瘤积块的创造性方法。除活血化瘀法外,当时医家对肿瘤的认识已较深入。如王维德《外科证治全生集》中用阳和汤、犀黄丸、千金托里散内服,蟾蜍外贴,确立了许多有效的治方。唐容川是中西医汇通学派的早期代表,在其所著的《中西汇通医书五种》中论述了"痞滞"证类似胃癌、肝癌、胰腺癌等,他认为痞满、积聚、癥瘕等肿瘤类疾病与气血瘀滞脏腑经络有关,提倡活血化瘀治法,确有一定的治疗效果。高秉钧在《疡科心得集》中对肿瘤杂病提出"有外内合证之医案,临证时应内外合诊",高氏兼晓内外科,能全面考虑,既治疗肿瘤的原发灶,又治疗肿瘤引起的并发症。

近代张锡纯所著的《医学衷中参西录》在"(十四)治膈食方"中提出用参赭培元汤治疗膈证,谓"人之一身,自飞门以至魄门,一气主之,亦一气悬之……若中气衰惫,不能撑悬于内,则贲门缩小,以及幽门、小肠、大肠皆为之紧缩……故治此证者,当以大补中气为主……"此句阐释了食管癌与胃底贲门癌的病因、病机证治,强调补中逐瘀法则,并附有若干详细痊愈病例,为当代防治肿瘤的扶正培本法提供了有力的依据。此外,张锡纯所创的活络效灵丹,治疗癌肿疼痛也有一定效果,该方主要针对"气血凝滞,疼癖癥瘕"之症,其用当归、丹参、乳香、没药治经络瘀滞,开癌肿对症止痛之先河。

五、中医肿瘤学完善阶段

由于我国近年来大力提倡继承和发扬中医学,中医肿瘤学的防治事业也蓬勃发展,各地区肿瘤医疗单位包括中、西或中西结合的研究机构如雨后春笋般建立起来,并出版发行了大量有关中医肿瘤学的书籍。其中,1959年全国肿瘤会议上"神农丸"治疗188例恶性肿瘤的观察报告,使得中医药治疗肿瘤正式走进了舞台;20世纪50、60年代,中医药治疗从恶性肿瘤临床经验总结发展为大样本的中医药治疗恶性肿瘤的临床研究;60、70年代,中医药研究机构开始大规模筛选抗癌中草药及复方;70年代末,高等院校开设中医肿瘤病学课程,同时中医学开始与现代肿瘤学结合,基于中医、中西医结合防治肿瘤取得的丰富经验,对肿瘤的病因、治则、治法、药物进行了深入的研究,中医治疗肿瘤的研究进一步发展成为系统的理论;80年代,《中医肿瘤学》等中医药治疗肿瘤相关专著的问世标志着中医肿瘤病学逐步成为相对独立的临床学科;21世纪伊始,中医肿瘤病学作为一个成熟学科被首次列入国家中医药管理局重点学科建设,形成具有我国肿瘤防治特点的临床与基础研究体系,且在肿瘤临床治疗中,逐渐形成了一套中西医结合以取长补短、相辅相成、相互协调的独特治疗方法。可以说,从预防到治疗,从基础到临床研究,都显示出一定的优势和潜在的张力,使肿瘤治疗效果有了明显的提高。

由此看出,中医肿瘤学的形成与发展经历了一个相当长的时期,经过不断地充实和发展,在中医内科、外科、妇科、杂病等学科中脱颖而出,成为中医学的崭新分科。中医肿瘤学对现代医学与高科技结合的"辨病"之长兼收并蓄,又充分发挥自身的"辨证"优势,根据"平脉辨证"判断脏腑经络气血的盛衰,选择相应的方药"补不足,损有余",形成有鲜明中医特色又兼收肿瘤相关学科知识的独特的学术体系。相信,经过中医、中西医结合工作者的不懈努力,中医肿瘤学一定会在未来大放异彩,让更多的肿瘤患者受益。

第二节　肿瘤的病因与病机

一、病因

中医由于受历史条件的限制,不会像现代科学那样,将肿瘤病因挖掘得较深,但有些观点仍可以作为现代中医临床借鉴。从文献角度看,中医认为,肿瘤与以下因素有关。

(一)外感六淫

风、寒、暑、湿、燥、火本是自然界的六种气候变化,与四时相应,称为六气。人类对六气有一定的适应能力,但在气候急剧变化和人体抗病能力下降时,六气就成为致病的条件,侵入人体而引起疾病的发生。这种情况下,六气就称为六淫。因此,六淫在习惯上泛指一切外感病的致病因素。中医很早就认识到肿瘤的发生与外邪侵袭有关。《灵枢·九针论》曰:"四时八风之客于经络之中,为瘤病者也。"《灵枢·百病始生》曰:"积之所生,得寒乃生,厥乃成积也。"《灵枢·痈疽》记载:"热气淳盛,下陷肌肤,筋髓枯,内连五藏,血气竭,当其痈下,筋骨良肉皆无余,故名曰疽。"《灵枢·刺节真邪》记载:"虚邪入之于身也深,寒与热相搏,久留而内着……邪气居其间而不反,发为筋溜……肠溜……昔瘤。"金·刘完素曰:"瘤疡者,火之属。"窦汉卿在《疮疡经验全书》中指出:"或生阴浊疮,或生阴茄,或生阴蕈,或生痔疮,或生翻花疮,或生疮,极痛极痒,状如虫行,淋沥脓汁等症,皆由湿热与心火相击而生"。以上论述说明,六淫与积证、痈疽、瘤、翻花疮、积聚的形成有关。

（二）饮食不节

脾胃为后天之本，寒热饥饱无常必伤脾胃，引起疾病。《素问·痹论》曰："饮食自倍，脾胃乃伤。"《寓意草》曰："且滚酒从喉而入，日将上脘炮灼，渐有热腐之象，而生气不存，窄隘有加，止能咽水，不能纳谷者有之，此其所以多成膈症也。"常食滚烫、煎炸和含有很高亚硝酸盐的腌制食品，以及含有很高黄曲霉素的霉变食品均有很强的致癌作用，《外科正宗》曰："茧唇……因食煎炒，过餐炙煿，又兼思虑暴急，痰随火行，留注于唇"。以上均说明，饮食无度，过量饮酒，过食炙煿、煎炒、腌制食品和霉变食品均能伤及脾胃，邪毒、痰湿瘀阻体内，气血郁滞，从而有导致各种癌变的可能。

（三）情志刺激

情志是指喜、怒、忧、思、悲、恐、惊，亦称为七情。在一般情况下，七情是人体对客观事物的反映，属于正常的精神活动范围。如果长期精神刺激过度，或突发剧烈的精神创伤超过了人体生理活动所能调节的范围，就会引起机体阴阳气血失调，脏腑经络功能紊乱，导致疾病的发生。在日常生活中，影响情志的因素很多，诸如工作环境、居住条件、生活遭遇、大量饮酒及吸烟、喝浓茶等，都可造成精神紧张，情绪异常，影响脏腑气机。《素问》也记有"噎膈乃暴忧之病"。《景岳全书》认为"噎膈一证，必以忧愁思虑，积劳积郁，或酒色过度，损伤而成。"《素问·举病论》曰："余知百病生于气也，怒则气上，喜则气缓，悲则气消，怒则气下……惊则气乱……思则气结"。《三国志》中更是生动地描写了贾逵和别人吵架"发怒生瘿"的故事。这些都认为肿瘤发病与情志因素有关。元代徐真铉在《外科选要》中认为："妇人有忧怒抑郁，朝夕积累，脾气消阻，肝气横逆，气血亏虚……又名乳岩"。明代陈实功在《丹台玉案》中曰："又有忧郁伤肝，思虑伤脾，积想在心，所愿不得志者，致经络痞涩，聚结成核"。明代邵达在《订补明医指掌》中曰："（噎膈）多起于忧郁，忧郁则气结于胸，臆而生痰，久则痰结成块，胶于上焦……而病已成矣。"以上论述均说明，七情不舒可致肿瘤。

（四）脏腑、气血虚损

脏腑、气血虚损是肿瘤发病的最重要原因之一。脏腑是指五脏（包括心、肝、脾、肺、肾），六腑（包括胆、胃、小肠、大肠、膀胱、三焦）以及奇恒之腑（包括脑、髓、骨、脉、女子胞、胆）。脏腑的功能及其相互关系是以精、气血、津液为物质基础，以经络为交通。先天禀赋不足，或后天失养、外感六淫、内伤七情，以及饮食失调等因素可造成脏腑功能紊乱，气、血、津液亏损而引起疾病。《内经》云："正气存内,邪不可干。""邪之所凑,其气必虚。"《诸病源候论》曰:"积聚由阴阳不和,脏腑虚弱,受于风邪,搏于脏腑之气所为也。"脏腑虚弱与年龄、性别有一定的关系。《灵枢·水胀》谓:"岐伯曰:石瘕生于胞中……皆生于女子"。《仁斋直指方》曰:"癌者……男则多发于腹,女则多发于乳"。申拱辰认为:"四十岁以上,血亏气衰,厚味过多所生,十全一二。"从以上论述可见,肿瘤发生的内因之一是脏腑、气血亏虚。

脏腑亏虚包括西医所谓的先天缺陷、遗传因素、免疫功能低下及年老体弱等。近年来的研究发现,肿瘤患者的免疫功能一般较低,有一些肿瘤还有遗传倾向,如多发性神经纤维瘤、视网膜母细胞瘤、肾母细胞瘤、多发性脂肪瘤、肝癌、乳腺癌、胃癌、大肠癌和子宫颈癌等。同时,有先天缺陷者较正常人更易患肿瘤。流行病学调查也证实,不同的民族、不同的个体确实对某种肿瘤存在遗传易感性。另外,肿瘤的发病与年龄增长有密切关系(幼童除外,因为5岁以内的儿童肿瘤发病率比其后的10年高)。在不同年龄阶段,男性与女性的肿瘤发病率也有明显差异。

二、病机

病机是指疾病发生、发展与变化的机制。病邪作用于人体后,人体正气必然奋起抗争,若正不胜邪则邪气将破坏人体阴阳平衡,使脏腑、经络、气血功能失常,产生全身或局部的各种病理变化。随着近年来中医对于肿瘤临床实践的系统总结和深入研究,恶性肿瘤乃"本虚标实"的思想已基本形成共识。"正虚、痰凝、血瘀、毒聚"是肿瘤形成的主要病机,即肿瘤是人体正虚状态下,由病理因素"痰""瘀""毒"等聚积而形成。尽管肿瘤的种类繁多,不同的肿瘤有不同的病位和病机,但从总体上来说,肿瘤的产生可归结为脏腑失调、正气亏虚之正虚,以及气滞血瘀、痰湿凝聚、热毒内蕴之邪实等病机。

(一)脏腑失调,正气亏虚

肿瘤的发病之因首先在于脏腑失调,精气化生失常而致正虚。人体正气与邪气之间的盛衰强弱决定着疾病的发生与转归。正气亏损,无以抗邪,则邪气集聚,而邪气集聚又可致正气更加亏虚,终致邪盛正衰而发为肿瘤。

(二)气滞血瘀

气血是构成人体和维持人体生命活动的重要物质基础。气的作用在于推动和维持人体生命活动,血的作用在于濡养脏腑组织。气和血在人体中相互依存、相互化生,气是血生成和运行的动力,血则是气化生的基础,所谓"气为血之帅,血为气之母"。若气血失调,气虚或气滞均可使血行不畅,血行不畅又可加重气虚或气滞,遂使气滞血瘀,瘀久则易成癥瘕积聚,最终导致肿瘤发生。

(三)痰湿凝聚

痰湿是指机体水液代谢障碍所形成的病理产物。痰湿既是病理产物,同时又是致病因素。痰不仅包括能够咯吐出来的有形痰液,更包括无法咯吐而停留在脏腑经络之痰。痰可以凝结在机体上下内外,包括五脏六腑、四肢百骸、经络等,是导致或加重各种疾病的重要致病物质。痰湿的形成多由外感六淫,或七情内伤,或饮食不当等,使肺、脾、肾及三焦功能失常,津液代谢障碍,以致水液停滞而形成。痰湿阻滞气机,经脉壅滞,则血行不畅,痰浊与气血相搏结,形成肿瘤。

(四)毒邪内蕴

毒是对人体有害物质的统称,分为外来毒邪和内生毒邪。外来毒邪不仅包括六淫病邪,也包括细菌、病毒、烟草、化学毒素以及霉变食物等。外来毒邪侵害人体引起气血痰毒瘀积而易诱发肿瘤。内生毒邪则多因情志所伤,或饮食不节,或饮酒过多,或嗜食肥甘而化热酿毒,日久阻于经络脏腑,使脏腑阴阳气血失调,易引发肿瘤。以上是肿瘤的基本病机。在临床上需要注意的是,肿瘤是一种全身性疾病,癌症的肿块是全身疾病的局部表现,因此在治疗之时一定要从整体出发,遵扶正祛邪之法,根据患者具体的情况辨证论治,不可拘泥于病机固定的条框,所谓圆机活法,才能有望取得好的治疗效果。

第三节　肿瘤的辨证与辨病

一、辨证

中医治疗肿瘤的优势在于辨证论治。辨证,就是运用四诊八纲为主要手段,综合临床各种证候表现,来研究疾病的病因、病机及发生、发展的规律,认识和辨别疾病的部位、寒热、虚实以及传变转归等,然后确定治疗的方法。辨证的目的在于揭示疾病发展过程中某一阶段的病因、病性、病位、病机、病势等,是论治的前提。辨证的过程主要是在对病情资料进行分析的基础上,在正确的思维方法指导下,运用辨证的基本知识,进行推理活动,确定证名(证型)。因此,研究辨证的思维方式,掌握其基本规律和要求,遵照正确的思维方法和步骤进行辨证,是提高临床辨证水平的重要途径。它特别强调治病求本、审证求因,重视内因的主导作用。除应注意各种肿瘤的特点外,临床用药还要辨察患者的个体差异。这样才能认识和掌握肿瘤的治疗规律。

(一)辨证的基本原则

辨证的基本原则是进行辨证必须遵循的一般性规律,只有这样才能做到辨证准确,否则就可能导致辨证的失误。

1.以主症为中心进行辨证

在诊病过程中,以主症为中心进行病情资料的收集,可使病情资料系统条理、重点突出、主次分明。到了辨证阶段,仍应抓主症并以主症为中心进行辨证。如患者见咳嗽、痰稀色白、恶寒发热、头身疼痛、无汗、苔薄白、脉浮紧等,主症是咳嗽、痰稀色白时,应辨为风寒束肺证;主症是恶寒发热、头身疼痛、无汗时,则辨为伤寒表实证。

2.辨证中的单一证型和多发证

临证时,对患者的临床表现应力求以一种证型来概括,如果用多种证型来解释,势必抓不住重点,治疗目的性亦不强,给立法遣方用药带来不便。但是,由于病症的复杂性及脏腑的相关性,也有复合、兼夹两种或多种证型存在的可能性。因此,若出现了难以用单一证型来描述的临床表现时,可以考虑有复合证、兼夹证的存在,如肝胃不和证、肝脾不调证、虚中夹实证等。常见证与多发证指临床上经常见到的证型,所以首先考虑常见证与多发证的诊断,这种直接的思维方法可以简化辨证过程中的复杂性。但是疑难杂证、危急重证等,则应考虑到少见证与罕见证,如怪病从痰、瘀证论治等,对久治不愈的患者,尤应考虑到罕见证的可能性。一般认为,各辨证体系中所列诸如脾气虚证、血虚证、太阳中风证、卫分证等均为常见、多发证。

3.从现象到本质进行辨证

证候有由不典型到典型、由简单到复杂的过程,再因其他因素的干扰,使证候的临床表现出现差异。所以辨证有一个从表到里、从现象到本质、从感性到理性的认识过程;所提出的初步证名(证型)诊断是一种假说,其正确与否还有待于验证,故须不断予以修正和补充完善。例如咳嗽,初起由外邪犯肺所致,病变以肺为中心,病机为肺气不利;若病久反复发作或治疗不当,可由实转虚,病变渐累及心、肾等脏。

(二)辨证的步骤

辨证的目的是寻找疾病发展过程中某一阶段的病因、病性、病位等,并确定证名(证型)。所以辨证就要探求病因、分清病性、落实病位等,并最终确证名(证型)。

1.辨病因

辨病因就是探求病证发生的根本原因。

2.辨病位

辨病位就是确定病证发生所在的部位。致病因素作用于人体而发病时,一般总是有一定的部位,如脏腑、经络、五官九窍、四肢百骸及气血津液等都可能成为病位。病位不仅要落实在脏腑等具体部位上,而且应该结合生理病理变化来探求病位之所在,如心气虚证、脾阳虚证等,其中心气、脾阳均可理解为病位。常用的定病位的方法有如下四种。

(1)表里定位法是病证横向传变的定位方法,在外感病证中运用广泛。六经病证中,三阳主表,少阳为半表半里,三阴主里;而卫气营血病证中,病位按由表入里顺序排列。

(2)上下定位法是病证纵向传变的定位方法,在六淫邪气致病和湿热温病中运用。如风邪侵上,湿邪伤下、湿热温病中有上、中、下3个部位之不同。

(3)气血定位法是辨别病证在气、在血的定位方法,通常运用于杂病辨证。一般新病入气,久病及血;病轻浅者位在气分,病深重者位在血分。

(4)脏腑定位法是辨别病证在不同脏腑部位的定位方法。

3.辨病性

辨病性就是分清病证性质。病证的发生根本在于邪正斗争引起的阴阳失调,故病性总体表现为阴阳的偏盛偏衰,但具体表现在寒热、虚实的属性上,所以寒热、虚实是最基本的病性。

(1)寒热定性:主要以临床表现特点定性,如寒证以冷、凉为特点,热证以温、热为特点。寒热属性在外感病证中,常可揭示邪气的性质,在内伤杂病证中,则常揭示体内阴阳盛衰的变化,如阳盛则热、阴盛则寒、阳虚则外寒、阴虚则内热等。但应注意在某些情况下,病性与病因不一致,如阳盛体质之人感受寒邪可从阳化热而表现为热证,也应注意在内伤杂病证中,某些证并无明显的偏寒或偏热的属性,如脾气下陷证、肾精不足证等。

(2)虚实定性:从病因定性,邪气盛则实,故六淫、痰饮、食积、瘀血等有形之邪所致病证可定性为实;精气夺则虚,故先天不足、后天失养、久病重病、房劳过度等所致病证可定性为虚。从病程特点定性,新病属实,久病属虚。从体质特点定性,素体强壮者多实,素体虚弱者多虚。从临床表现特点定性,凡机体处于虚弱、衰退、不足状态,抗病能力低下者,可定性为虚;凡机体处于亢盛、有余、兴奋状态,邪正交争剧烈者,可定性为实。对病证属性的定性,除寒与热、虚与实两端外,同样要注意它们之间的错杂与真假。

4.辨病机

辨病机就是阐明病证发生、发展与变化的机制,也就是将病因、病位、病性等内容有机地结合起来,揭示其内在联系,得出对病证发生发展变化的整体、动态的全面认识。病机主要从临床症状的分析而确立,有的单一症状或体征即可反映病机,如盗汗为阴虚,舌红苔少亦为阴虚,但有的症状病机复杂,须结合多方面病情资料分析,如潮热存在阳明腑实、湿温、阴虚等多种病机。

二、辨病

(一)辨病的基本原则

1.全面分析病情

全面收集符合临床实际的四诊资料,并借助现代科技的相关理化检查,对肿瘤的辨病诊断至关重要,这也是全面分析病情,取得正确辨证诊断的客观依据。由于肿瘤疾病的特殊性和复杂性,决定了必须辨病诊断先于辨证诊断,辨病引导辨证完成对治则与用药的指导。

2.正确处理肿瘤局部与整体的关系

在肿瘤疾病过程中,瘤体病灶的存在使受侵脏腑器官组织经脉受到损伤,甚至影响到全身各脏腑功能的改变,对机体整体产生巨大影响;反之,全身整体功能状况的好坏不仅直接关系到肿瘤的发生与发展,而且还直接影响到对肿瘤的局部治疗效果。因此,在对肿瘤疾病辨证时,既要注重机体的临床表现与体征(即整体),又要强调肿瘤瘤体存在的客观现实(即局部),只有处理好肿瘤局部与整体的关系,才能达到预期的治疗目标。

3.辨病与辨证相结合

由于种种原因,中医对肿瘤的诊断尚未能客观化,这就对早期诊断肿瘤造成困难。而随着现代科技的发展,多种先进的理化诊断方法相继问世,如 B 超、电子计算机断层成像(CT)、磁共振、放射免疫、穿刺活检等,对于推动肿瘤的早期诊断及治疗效果的评价等均产生了积极的影响。加之肿瘤疾病不同于一般的内科疾病,大多具有发病急、发展快、病情险恶、早期诊断困难、病期与预后密切相关等特点。因此,只有在诊断出何种肿瘤的基础上再进行辨证,更切合于临床实际,对提高中医肿瘤治疗效果亦大有裨益。

4.去伪存真,抓住本质

一般而言,在肿瘤发展过程中,患者都有一个瘤体或肿块的客观存在,虽然同是"瘤体"或"肿块",但其所形成的病机是不同的;再从证候看,肿瘤的一些典型证候较易识别,但证候不典型者常常占多数,有时一些症状还相互矛盾,甚至出现假象,如"真寒假热""真热假寒""大实有羸状""至虚有盛候"等。因此,要善于从众多临床表现中由表及里,去伪存真,透过现象,抓住疾病本质。要做到这一点,首先要抓住关键性的本质证候。

5.把握主次及转化

肿瘤疾病过程中所表现出来的典型的主证就是辨病的主体,辨明主证是辨证的关键所在。所谓主证,是从病机分析角度去判别比较,能反映其病理本质,并对病情发展起决定作用的证候。主要矛盾(主证)解决了,次要矛盾(兼证)亦随之而解。例如,某些晚期肿瘤患者、病情比较复杂,既有肿块存在,又有倦怠、纳呆、消瘦等脾虚证,同时还有其他若干兼证。据证分析,抓住脾虚为其主证,治以调理脾胃为主,随证加减,往往可使临床症状好转或改善。此外,还应注意主要矛盾和次要矛盾的相互转化。肿瘤的主证并不是始终不变的,在疾病发展过程中,主证和非主证会发生相互转化。如胃癌,症见胃脘疼痛、腹部肿块、胀满不适、纳少神疲等,此乃瘀血内停证,但若出现便血或吐血较甚,患者汗出面色苍白等,此时主证由瘀血证转化为失血证,当用止血补益法。因此,严密观察肿瘤过程中的主次变化,并根据病证的主次转归,及时采取相应的治疗措施,是肿瘤辨病诊断的主要原则之一。

(二)辨病的步骤

1.辨病位

辨病位就是判定病变部位。定位是辨证论治中一个很重要的问题,因为不同的病位会产生不同的病证,治疗措施也就不同。肿瘤辨病位主要包括脏腑定位、经络定位和气血定位等。三者定位时不是截然分开的,而是相互联系的。其中,脏腑定位是诸项定位的前提,只有脏腑定位与经络定位相联系,才能辨出气血盛衰及其病变的实质。

例如,乳腺与足阳明经相连,乳腺肿瘤的定位多归属肝胃二经;子宫位于下焦,但由冲任二脉统领,子宫肿瘤的定位仍归属于冲任二脉……如此种种说明,辨病位时都要依据脏腑经络的生理功能和病理特点,再结合年龄、性别、体形、体质、发病时间、病程长短及治疗经过等情况进行综合分析,才能使定位更符合实际。

2.辨病机

辨病机是辨病诊断的重要步骤。肿瘤病位一经辨明,就要对病机做出初步判定。肿瘤的病因非常复杂,在辨证分析肿瘤病机时,要联系病因这一实际进行综合平衡。综合历代医家对肿瘤病机的研究结果,认为临床上肿瘤的病理改变以"瘀(滞)、毒、痰(湿)、虚"最为多见。因而,近代医家将之归纳为气滞血瘀、热毒内结、痰湿结聚、脏腑亏虚(气血亏损,阴阳失调)4个方面。

3.辨病性

辨病性,就是辨别病证的性质,辨病性是把握疾病的关键环节。由于肿瘤疾病有别于一般内科疾病,所以,要求医师在辨别肿瘤疾病属性时,首先要辨明病属良性还是恶性,病属早期还是晚期,并预测病程及其转归,在此基础上判别其阴阳、表里、寒热、虚实。

4.辨病期

各种疾病在其整个发展过程中,一般都可划分为不同的时期或阶段。疾病分期并不等于辨证。分期是以时间上的先后或病状的主要特征(如成脓、出疹等)作为划分的依据,而辨证是以辨别出病因病性、病位等为目的。因此,分期只是对疾病全过程演变的阶段性划分,或对主要病状特征的时限进行典型描述,仍属辨病范畴。恶性肿瘤患者的临床发展过程,大致可分为3期。

(1)初期:起居饮食大致如常,无明显自觉症状,肿块或显或不显,舌脉亦大致正常,此时形体尚实,邪气初起,治疗以攻毒祛邪为主,慎勿伤正。

(2)中期:肿瘤已发展到一定程度,肿块逐渐增大,耗精伤气,饮食日少,或身倦乏力,形体日渐消瘦,已显正虚邪盛之象。此时,疾病进入邪正相持阶段,是肿瘤转归的重要时期,须攻补兼施。

(3)晚期:肿瘤已发展到后期,某处转移或多处转移,积块坚硬如石,面黄肌瘦,或黧黑无华,削骨而立,呈现恶病质,此时正气大衰。进入晚期的肿瘤患者,心身均处于极度疲惫状态,如一味攻邪,反而伤正,故必须以扶正抑癌为原则,尽可能减轻症状,改善患者的生存质量,同时鼓励和调动患者的主观能动作用,以顽强的意志同疾病做斗争,通过一系列措施来增强患者的抗癌能力,延长其生存期。

(三)辨病的治疗

现代科学的发展,在对疾病做出明确诊断以及制订完善的治疗方案方面,提供了科学论据和条件。通过物理、生化等各方面的检查,可以比较明确地阐明疾病发生的原因、病理变化以及组织细胞的损伤程度,做出比较准确的诊断,并从病因学角度上找出治疗的依据,确定治疗原则和方法。辨病治疗是根据肿瘤的发病部位和肿瘤细胞的特性,选择一些对肿瘤治疗作用比较强的药物。如食管癌可选用石见穿、急性子、藤梨根、黄药子等;胃癌可选用白花蛇舌草、藤梨根、半边莲、半枝莲等;结直肠癌、直肠癌可选用半枝莲、苦参、白花蛇舌草、黄药子等;肝癌可选用垂盆草、龙胆草、重楼、半枝莲、溪黄草、虎杖、预知子、苦参等;肺癌可选用重楼、制半夏、天南星、蛇莓、龙葵、薏苡仁、鱼腥草等;乳腺癌可选用预知子、蒲公英、佛手、天冬、延胡索、青皮等;子宫颈癌可选用莪术、漏芦、紫草根、山慈菇等;白血病可选用雄黄、青黛、喜树皮等。癌症是一类常见病、多发病,现代医学认为无论哪种癌症都有其一定的生物特性,有大致相同的发生、发展规律,有其形态学变化的共同基础及病理、生理、生化改变的规律,这些都是辨病的基础。在辨病的同时一定要结合辨证来进一步分清该病属于哪一个证型,且这个证型随时有可能变化,只有做到这些才能更好地辨证施治,以取得更好的疗效。只有很好地把辨病和辨证结合起来,从宏观到微观,从局部到整体,诊断清楚是哪种癌症,并进一步分清是哪种证型,判断气血脏腑损伤的程度,正邪胜负进退变化,才能掌握癌症的治疗和预后。

第四节　肿瘤的治则与治法

一、治则

当面对肿瘤疾病时,正确的应对原则是中西医结合综合治疗原则。总体而言,西医重视针对局部肿瘤的治疗,中医重视肿瘤与人体两个方面整体治疗,各有所长。在掌握病情后,恰当地把中西医各种治疗方法按具体需要有计划地使用。简而言之,患者需要选用与之相适应的方法,医师应根据所掌握的现代中西医结合理论知识与临床经验,将西医与中医的优势各取其所长,相互配合。现代西医的治疗手段主要有 6 种:外科手术;放射治疗(简称放疗);化学药物治疗(简称化疗);物理学治疗(如冷冻治疗、热疗、微波治疗、激光治疗、超声波治疗等)及电化学治疗;免疫及生物治疗(包括细胞因子、过继转移免疫活性细胞、单克隆抗体及其偶联物、肿瘤分子疫苗等),其主要作用有调节生长和分化,提高敏感性,抗血管生成,刺激免疫应答,刺激造血);基因治疗(如表皮生长因子酪氨酸激酶抑制剂易瑞沙、特罗凯治疗非小细胞肺癌等)。中医治疗包括对肿瘤与对人体两个方面,对肿瘤的治疗原则为:断其粮道,去其藩篱,攻之以水火杀伐之剂;对人体的治疗原则为扶正培本,纠正脏腑气血失调。

由于肿瘤发生在人体之内,但对肿瘤及对人体的治疗原则、方法却是矛盾的。对肿瘤的治疗,攻邪是促其阴阳平衡失调;而对人体的治疗,扶正调理是保持人体阴阳平衡。这就需要在治疗肿瘤患者时,要考虑两方面的因素,相互兼顾。一般而言,在调理人体时,扶正培本尽量选择扶正兼抗癌中药,调理脏腑气血尽量选择调理又能兼顾抗癌之中药,以避免调理人体的同时反而促进肿瘤生长。这是一项细致入微的工作。一般而言,肿瘤早期尚小,机体正气尚盛,多属正盛邪轻之候,治当以攻为主,或兼以扶正,或先攻后补,即祛邪以扶正之法;肿瘤中期正气多已受损,但正气尚能与邪气抗争时,治当攻补兼施;肿瘤晚期多正气衰弱,正虚邪盛,气阴亏损,治当以扶正为主,或兼以祛邪,或先补后攻,即扶正以祛邪之法。

二、治法

(一)扶正培本

无论从肿瘤发生,还在从肿瘤发生后对人体的影响而言,正虚都占据重要的地位。在肿瘤的治疗中,对人体而言,扶正培本是第一要务。扶正培本能增强机体免疫功能,提高淋巴细胞增殖和网状内皮系统活力,从而增强人体自身抗肿瘤能力。手术是治疗恶性肿瘤的重要手段,但易造成机体创伤,引起脏腑、阴阳、气血的失调,从而导致一些后遗症或并发症。中医扶正培本治疗能提高肿瘤患者的免疫功能,改善术前或术后症状,减轻手术的后遗症。恶性肿瘤患者接受放射治疗(简称放疗)或化学治疗(简称化疗),常使机体发生耗气伤阴,脾胃受损,影响气血生化之流通和肾主骨生髓的功能。中医扶正治疗对放疗有益气养阴、滋补气血、滋补肝肾、健脾和胃的作用;对化疗有健脾益肾、舒肝和胃、补益心脾的作用。实验证实能保护和改善骨髓造血功能,提高血液细胞成分。在放疗和化疗后用中医扶正培本治疗,不但可大大地减轻放、化疗的毒性反应,使患者顺利完成疗程,并且对稳定机体内环境平衡具有良好的作用。总体而言,扶正培本能提高治疗生存率,这些为许多临床实验所证实。

扶正培本治法常用中草药举例。益气药:黄芪、党参、人参、黄精、白术、山药、甘草等。补血药:鸡血藤、当归、熟地黄、白芍、紫河车、龙眼肉、阿胶等。温阳药:附子、肉桂、鹿茸、淫羊藿、补骨脂、菟丝子、锁阳、肉苁蓉、巴戟天等。养阴药:天冬、麦冬、沙参、地黄、龟甲、鳖甲、天花粉、知母、墨旱莲、女贞子等。治疗肿瘤的扶正培本法选药原则为:尽量选用扶正培本兼有抗癌作用的中药,或有扶正培本作用但并不促进肿瘤发展的中药。如乳腺癌患者雌激素受体阳性者,应尽量避免应用增加雌激素的中药。

(二)纠正脏腑气血津液失调状况

由于肿瘤使人体结构发生改变,脏腑机能失调,易出现气滞、血瘀、痰浊、水湿、火热等病理变化,中医在扶正抗癌的同时,也需要应对这些病理变化,以理气解郁、活血化瘀、化痰软坚、利水祛湿、清热降火等方法对抗之,以调理机体失调状况,提高抗癌效果,改善患者的生存质量。

1.理气解郁

肿瘤在体内生长,易阻滞人体中气的运行,出现气机郁滞不畅,临床需要理气解郁法以调理之。如肺癌,易致胸闷憋气;胃癌、肝癌易出现腹胀、呃逆,甚至出现肝气横逆犯胃而恶心、呕吐;精神紧张,情志受激,出现胁肋胀痛、头痛等症状,皆需理气消胀,降逆除满以治之。按五行而论,肝属木而性喜条达,主疏泄,理气需疏肝,而有疏肝理气的说法。凡肺气郁滞者,可用枳壳、厚朴、瓜蒌等药治之;凡肝气郁结者,可用柴胡疏肝散调治之;凡胃气上逆者,可用旋覆代赭汤调治之。其他情况,皆可根据出现的不同病机辨证施治调理。治疗肿瘤的理气解郁法选药原则:尽量选用理气兼有抗癌作用的中药,或有理气作用但并不促进肿瘤发展的中药。

2.活血化瘀

由于肿瘤易阻滞气血运行,机体易出现血瘀状态。血瘀证是癌症重要的病理基础之一。如果血瘀状态不纠正,脏腑功能得不到充分发挥,人体正气的正常生成会受到影响,对整个机体的抗癌能力有负面影响。现代临床以活血化瘀法来治疗肿瘤较为普遍,特别国外有关肿瘤高凝学说,与中医血瘀理论有相似之处,活血化瘀法更引起人们重视。因此,深入研究活血化瘀法治疗肿瘤,以现代医学手段进行验证与提高,对中西医结合防治肿瘤无疑有极大的促进作用。

活血化瘀法治疗肿瘤的研究范围较广,有药物筛选、单味药、复方,以及配合化疗、放疗等合并治疗,研究颇为深入,这无疑对正确评价活血化瘀法有益。

活血化瘀药物抗肿瘤的作用可概括为以下几点。

(1)活血化瘀能增强手术、放疗、化疗和免疫治疗的疗效。活血化瘀药物主要是改善微循环,促进炎症吸收,从而减轻病理损害,促进增生或变性的结缔组织复原。肿瘤术后在扶正基础上配合活血化瘀治疗,可促进创口提前愈合,减少手术后遗症,降低手术过程中肿瘤细胞转移和种植的机会。放疗同时配合活血化瘀可改善癌瘤周围组织及瘤体的微循环,增加瘤体的血液灌注量,改善癌细胞的缺氧状况,从而提高放疗的效果。化疗和免疫治疗同时配合活血化瘀,有利于抗癌药物、免疫制剂及机体淋巴细胞充分作用于肿瘤细胞,从而提高疗效。

(2)调整机体的免疫功能。活血化瘀药物对机体免疫功能有双向调节作用,既有免疫抑制作用,又有免疫增强作用,活血化瘀药为主的方剂能显著增强实验动物巨噬细胞百分率,如当归补血汤等可增强网状内皮系统的吞噬作用和非特异免疫功能。

(3)调节神经和内分泌功能。活血化瘀药对中枢神经系统有调节作用,可恢复内环境平衡,有助于对肿瘤的抑制,又能调整体内内分泌的功能,可使尿17-酮及游离皮质素明显提高。

(4)预防放射性纤维化,减少不良反应。通过活血化瘀药对前列腺素影响的观察,表明活血化瘀药通过对前列腺素的拮抗作用而发挥其抗炎效应,从而抑制结缔组织增生,包括胶原纤维的生成。活血化瘀药用于大鼠肺纤维模型,有改善血循环、抗血管痉挛、保持微循环通畅、抑制结缔组织细胞增殖,因而抑制胶原纤维的形成。活血化瘀药能预防放射性的纤维化,因而在放疗的同时辅以活血化瘀治疗可以减少不良反应。

(5)杀灭肿瘤细胞。据有试验筛选及临床实践,活血化瘀药物中具有灭癌和抑癌作用的药物:三棱、莪术、三七、川芎、当归、丹参、赤芍、红花、延胡索、乳香、没药、穿山甲、大黄、全蝎、五灵脂、归尾、喜树、降香等。

(6)对抗肿瘤细胞引起的血小板聚集及瘤栓的形成。如桂枝、牡丹皮、赤芍、桃仁、红花等体外均有较强的抑制血小板聚集作用,减少血栓对肿瘤细胞的保护,有利于免疫系统对肿瘤细胞的清除。

(7)其他。降低血小板黏附聚集,降低纤维蛋白含量,加进纤维蛋白的溶解,增加血流量,改善血液循环及机体的高凝状态,使肿瘤细胞处于抗癌药及机体免疫功能控制之下。

临床上常用的活血化瘀药:川芎、丹参、桃仁、红花、王不留行、当归、生蒲黄、赤芍、泽兰、三棱、莪术、肿节风、喜树、蒲黄、乳香、没药、血竭、地龙、五灵脂、土鳖虫、斑蝥、水蛭、全蝎、蟑螂等。

然而,亦有学者通过研究发现,在活血化瘀药中丹参及赤芍有促进癌细胞扩散及转移作用,并能抑制细胞免疫及体液免疫功能。尽管不会单用丹参、赤芍等抗肿瘤治疗,但仍需对除丹参、赤芍外的其他常用活血化瘀药的促进肿瘤扩散、转移的作用进行系统排查,在活血化瘀法合并放疗、化疗时,要选择合理的药物、剂量、给药途径,特别要研究其合并使用时机制,使活血化瘀法在肿瘤防治中正确有效地使用,让其发挥更大、更好的作用。治疗肿瘤的活血化瘀法选药尽量选用活血化瘀兼有抗癌活性的中药,或有活血化瘀作用,但用之并不促进肿瘤发展的中药,必要时配以益气药,如灵芝、香菇、黄芪、茯苓等,以减轻其不良反应。

3.利水渗湿

肿瘤阻滞津液代谢,易致津液运行不畅或停聚,出现湿浊阻滞或水液停留。水饮泛滥肌肤,则引起眼睑、头面、四肢、腹背甚至全身泛肿;水饮停滞胸胁,则出现胸腔积液,症见胸胁胀痛、咳嗽引痛;饮停胸膈,出现心包积液,症见咳喘倚息、不能平卧;水饮在肠间,每致肠鸣沥沥有声、腹满食少;水停脑部则出现头晕、恶心、呕吐等症状。湿邪弥漫三焦,则出现面垢眵多,头重如裹,倦怠乏力,胸脘痞闷,泛恶,口腻,腹泻,尿少,水肿,腹水,小便浑浊,大便溏泻,下痢黏液脓血,妇女白带多等,舌苔厚腻,苔滑或少苔,脉象缓、濡等症状。治疗当以健脾利水祛湿为主。胸腔积液或心包积液者,可加葶苈子、大枣、茯苓、白术、车前子、泽泻、猪苓等药;全身水肿者,可用五苓散加减调治;脑水肿者,可加泽泻、石菖蒲、车前子、白英、茯苓、白术、益母草等治之;湿邪在三焦者,可加藿香、佩兰、苍术、陈皮、厚朴、白豆蔻、车前子、通草、竹叶等药治之。

4.清热泻火

由于肿瘤的机械压迫,致使脏器的管腔、血脉受压迫或梗阻,造成全身脏器功能失调及气血循环障碍,容易发生感染。此外,肿瘤本身血供不足,引起坏死、液化、溃烂,也可产生炎症。肿瘤细胞新陈代谢的产物,也会刺激体温调节中枢,致使平衡失调,引起癌性发热。事实证明,凡有肿瘤的地方,就可能有炎症存在,而炎症会降低机体的抗癌能力。肿瘤组织及其周围发生炎症会加速肿瘤的生长及恶化,所以消除炎症,清除和降解体内毒素是治疗恶性肿瘤重要的手段。清热泻火药,如黄连、黄芩、龙胆草、大黄、金银花、败酱草、野菊花、蒲公英、穿心莲、垂盆草、鱼腥草、大青叶之类有抗菌抗病毒作用,有排毒消炎之功,可用于治疗癌毒火热之症,随着火热降解,炎症消除,阴阳失调纠正,体内抗癌积极因素随之调动,间接地起到抗瘤效果。

化疗同时配合内服清热解毒药佐以扶正培本,能提高化疗疗效,减轻不良反应。从中医观点,电离辐射是一种"热性"杀伤物质,热可化火,火能灼津而渐成阴虚证候;电离之"火",与癌毒互搏,伤败之物与热互蕴,痰积成毒,所以"阴虚"与"热毒"是放射(特别是头颈部)最常见的不良反应。在放疗同时配合扶正养阴,清热降火之品,诸如麦冬、天冬、沙参、白茅根、知母、石斛、太子参、茯苓、金银花、黄芩、白花蛇舌草、白毛藤等,进行辨证施治,可减轻不良反应,有助于放疗任务的完成,并能明显提高疗效。放疗之后,继续给予扶正生津,清热降火治疗一段时间,对巩固疗效,预防再发,确有独到之功。

清热降火药可以通过调动机体免疫功能,增强淋巴细胞和吞噬细胞对肿瘤细胞的杀伤能力,如白花蛇舌草、白毛藤、半枝莲、紫草根、虎杖、山豆根、臭牡丹等,不但具有抗瘤活性,又能扶正培本,所以临床上应用较广。

肿瘤的中医治疗

第一节 中 草 药

一、温经消积药

(一)桂枝

为樟科植物肉桂的嫩枝。桂皮醛有抗肿瘤活性。体外筛选桂枝对肿瘤细胞有抑制效果。此外,本品还有利尿、抗菌、抗病毒、解热和抗超敏反应等作用。

1.性味归经

味辛、甘,性温。归膀胱、心、肺经。

2.功效

散寒解表,温经通脉,通阳化气,平冲降气。

3.用法用量

内服:煎汤,3~6 g(大剂量 15~30 g);或入丸、散。

4.使用注意

本品辛温助热,易伤阴动血,凡温热病及阴虚阳盛,血热妄行诸证均忌用;孕妇及月经过多者慎用。

5.治癌效验

临床常用治肝癌、恶性淋巴瘤、卵巢癌、子宫癌等癌瘤中属寒凝血瘀或阳虚者。

(1)原发性肝癌:桂枝、柴胡、肉桂、炮姜、附子、白术、茯苓、滑石、急性子、牵牛子、槟榔各 15 g,高良姜、陈皮、青皮、延胡索各 10 g,茵陈、熟地黄各 30 g,砂仁5 g,斑蝥 10 个。水煎服,每日 3 次,连服 1 个月。

(2)恶性淋巴瘤:桂枝、乌药、桃仁、红花、升麻各 10 g,干姜、附子、熟地黄、牵牛子、槟榔各 30 g,小茴香 20 g,三棱、莪术、大黄、玄明粉各 15 g。水煎服。本剂药物含攻下药,且分量较大,宜慎用。

(3)卵巢癌:桂枝、桃仁、大黄各 15 g,茯苓 40 g,牡丹皮、白芍、阿胶各 20 g,甘遂 5 g。水煎服,每日 1 剂。

(4)子宫癌:桂枝、茯苓、三棱、莪术、黄药子、茜草、白头翁、半枝莲各 20 g,黄柏、黄芩、牡丹皮、赤芍、红花、桃仁各 15 g。水煎服,每日 1 剂。

(二)吴茱萸

为芸香科植物吴茱萸、石虎或疏毛吴茱萸的将近成熟果实。本品对肿瘤有抑制作用,所含的右旋吴茱萸碱对人鼻咽癌和小鼠淋巴细胞白血病细胞(P388)有极强的细胞毒活性;乙醇提取物对仓鼠肺细胞(V79)也有细胞毒活性。此外,本品尚有抑菌、镇吐、降压、镇痛和收缩子宫等作用。

1.性味归经

味辛、苦,性热。有小毒。归肝、脾、胃、肾经。

2.功效

散寒止痛,降逆止呕,助阳止泻。

3.用法用量

内服:煎汤或入丸、散剂,1.5～4.5 g。

外用:适量,研末调敷,或煎水洗。

4.使用注意

本品辛热燥烈,易损气动火,不宜多用久服,阴虚有热者忌用。

5.治癌效验

临床常用治脑肿瘤、食管肿瘤等癌瘤中属脾肾阳虚、寒湿凝滞、肝气郁滞者。

(1)脑肿瘤:吴茱萸 100 g,研极细末,用镇江米醋调成糊状贴敷于两足心,用麝香风湿膏固定。用前应用热水洗净双足。2 日 1 换。

(2)食管肿瘤:草豆蔻仁、吴茱萸各 36 g,木香、青皮各 6 g,白僵蚕、姜黄、泽泻、柴胡各 12 g,当归身、炙甘草各 18 g,益智仁、人参、橘皮、升麻、黄芪各 24 g,半夏 30 g,麦芽面 45 g。上为细末,水浸蒸饼为丸如绿豆大。每服 20～30 丸,温水送下,细嚼亦得。勿多饮酒,恐药速下。

(三)白豆蔻

为姜科植物白豆蔻的干燥成熟果实。白豆蔻提取物可增强对肿瘤的免疫功能,破坏癌细胞外周防护因子,使癌组织容易被损害。此外,本品还有增强肠管蠕动、促进胃液分泌、抑制肠内异常发酵、止呕等作用。

1.性味归经

味辛,性温。归肺、脾、胃经。

2.功效

行气化湿,温中止呕,开胃消食。

3.用法用量

内服:煎汤,5～9 g,宜后下;或入丸、散。

4.使用注意

本品辛温,阴虚血燥者忌服。

5.治癌效验

临床常用治食管癌、胃癌、胆囊癌等癌瘤中属脾胃虚寒、痰凝气滞者。

(1)食管癌:①广木香、白及、乌梅、硼砂各 15 g,豆蔻(去皮)15 g,铅丹 12.5 g,雄黄 5 g。共研细末,炼蜜为丸,每日 2 次,每次服 5～10 g。饭前白开水送下,或在口中徐徐含化。②豆蔻 25 g,硼砂 20 g,广木香、乌梅各 15 g。共为细末,炼蜜为丸,分为 10 份,每日服 1 份,开水送服。

(2)胃癌:豆蔻(去皮)60 g,甘草(炙)150 g,木香 90 g,厚朴(去皮,生姜汁炙熟)500 g,缩砂仁、丁香、青皮(去白)、陈皮(去白)各 120 g,香附(去毛)1 500 g。上为细末。每服 6 g,加生姜 20 片,盐少许,沸汤点下,不拘时候。

(3)胆囊癌:豆蔻、石菖蒲、连翘、郁金、延胡索各 15 g,滑石、黄芩、藿香各 12 g,川贝母、木通各 10 g,茵陈 30 g。水煎服。

(四)砂仁

为姜科植物阳春砂、海南砂或缩砂的干燥成熟果实。本品对癌细胞有抑制活性。此外,砂仁煎剂对豚鼠离体肠管低浓度兴奋,高浓度则为抑制作用。本品尚有抗溃疡、抑制胃酸分泌、增进胃肠运动及抗血小板凝集等作用。

1.性味归经

味辛,性温。归脾、胃、肾经。

2.功效

行气化湿,温脾止泻,安胎。

3.用法用量

内服:煎汤,3～9 g,后下;或入丸、散。

4.使用注意

阴虚血燥,火热内炽者慎服。

5.治癌效验

临床常用治食管癌、白血病等癌瘤中属湿阻气滞或痰气交阻者。

(1)食管癌:砂仁 6 g,旋覆花 9 g,赭石 30 g,莱菔子 9 g,郁金 9 g,瓜蒌 30 g,贝母 9 g,沙参 15 g,石斛 15 g,麦冬 9 g,玄参 9 g。水煎服。

(2)慢性粒细胞性白血病:砂仁 9 g,癞蛤蟆 1 个。将砂仁填入蛤蟆腹内,用黄泥包好,放火上烤酥,研细面,每日 3 次,每次 3 g,开水送服。

(五)沉香

为瑞香科常绿乔木植物沉香及白木香含有黑色树脂的木材。沉香的热水提取物对人子宫颈癌细胞有抑制活性;沉香树茎皮中的细胞毒成分对淋巴细胞性白血病有显著抑制效果,并有升高白细胞的作用。此外,本品还具有镇吐、止咳、平喘、抗细菌和真菌的作用。

1.性味归经

味辛、苦,性温。归肾、脾、胃经。

2.功效

降气温中,暖肾纳气,行气止痛。

3.用法用量

内服:煎汤,2～5 g,后下;研末,0.5～1 g;或磨汁服。

4.使用注意

阴虚火旺,气虚下陷者慎服。

5.治癌效验

临床常用治食管癌、肠癌、肝癌等癌瘤中属寒凝气滞、脾胃虚寒或下元虚冷、气逆于上者。

(1)食管癌:①沉香、硼砂各 1 g,姜半夏 12 g,广陈皮 6 g,茯苓、山豆根各 9 g,射干 6 g,乌梅 3 个,生甘草 4.5 g,桃仁泥 9 g。水煎 2 次,每日 1 剂。②沉香 10 g,礞石 15 g,冰片 10 g,硼砂 60 g,火硝 30 g,硇砂 6 g。共研为细末,每次 3 g,嚼化缓下,至黏沫吐尽,连服两天即停药。

(2)肠癌:沉香(曲)9 g,木馒头 30 g,石见穿 12 g,广木香 6 g,蜈蚣 2 条,山慈菇 12 g,黄柏、浙贝母各 9 g,生薏苡仁、熟薏苡仁各 24 g,制大黄 9 g,夏枯草 24 g。水煎服,每日 1 剂。

(3)肝癌:沉香 15 g,木香 12 g,槟榔 24 g,土鳖虫 15 g,草豆蔻、砂仁各 24 g,

壁虎 15 g。先将壁虎浸泡于已烧熟的米酒内,一昼夜后,取出焙干,如此再浸再焙 3 次,与其余各药共研细末。每服 3～6 g,每日 3 次,开水冲服。

(六)干姜

为姜科植物姜的干燥根茎。干姜中的多种萜烯、姜醇、龙脑等对癌细胞生长有一定抑制活性。此外,本品还能兴奋中枢和心脏,健胃、止呕等。

1.性味归经

味辛,性热。归脾、胃、肾、心、肺经。

2.功效

温中散寒,回阳通脉,燥湿消痰。

3.用法用量

内服:煎汤,3～9 g。

4.使用注意

本品辛热燥烈,阴虚有热、血热妄行者忌服;孕妇慎服。

5.治癌效验

临床常用治消化系统肿瘤、胰尾癌等癌瘤中属脾胃虚寒、寒痰凝滞者。

(1)消化系统肿瘤:人参 6 g,干姜 5 g,炙甘草 6 g,白术 9 g。水煎去渣,温服,每日分 3 次服。服后可饮适量热粥以助药力。

(2)胰尾癌:川椒 10 g,干姜 10 g,党参 15 g,白术 10 g,白芍 15 g,茯苓 10 g,猪苓 10 g,百合 30 g,藿香 10 g,佩兰 10 g,白花蛇舌草 30 g。水煎服。

(七)白芷

为伞形科植物兴安白芷或川白芷和杭白芷的根。白芷所含的异欧前胡素对Hela 细胞有细胞毒作用。此外,本品尚有抑菌、抗真菌、扩张冠状血管、抗过敏、促进分泌型 IgA 产生等作用。

1.性味归经

味辛,性温。归肺、脾、胃、大肠经。

2.功效

祛风解表,散寒止痛,宣通鼻窍,燥湿止带,消肿排脓。

3.用法用量

内服:煎汤,3～10 g;或入丸、散。

外用:适量,研末撒或调敷。

4.使用注意

气虚血热、阴虚阳亢者禁服。

5.治癌效验

临床常用治鼻咽癌、骨癌等癌瘤中属寒湿凝滞或风寒郁滞者：

(1)鼻咽癌：白芷、连翘、荆芥、金银花、黄芩、桑白皮、玄参、地丁各 15 g,防风、薄荷、栀子各 10 g,射干、地黄各 20 g,甘草 7 g。水煎服,并滴鼻内,每日3～5次。

(2)骨癌：夏枯草 60 g,藁本、川芎、乳香、当归、没药、红花、三七各 30 g,白芷、薄荷、桃仁各 15 g。水煎服,每日 1 剂。

二、扶正补虚药

(一)人参

为五加科植物人参的干燥根。据不同炮制法又分白参、红参、别直参等。人参皂苷可减少移植瘤动物的带瘤率及瘤重,增加天然杀伤细胞及干扰素、白细胞介素-2 等细胞因子的水平,从而发挥抗肿瘤效应;人参根总皂苷可使离体培养的肝癌细胞发生向正常肝细胞的逆转效应,并同时伴有一系列生化指标的改变,包括丙酮酸激酶和醛缩酶活性受抑制及琥珀酸、细胞色素 C 还原酶活性增加等。人参中的蛋白质合成促进因子,具有促进核糖核酸、蛋白质、脂质生物合成的作用,提高机体免疫力,对癌的治疗有辅助效果;人参可升高红细胞、血红蛋白和白细胞,减轻放射线对造血系统的损害。此外,人参还有调节中枢神经和心血管系统功能、调节机体适应性、促进机体代谢、抗利尿等作用。

1.性味归经

味甘、微苦,性微温。归肺、脾、心、肾经。

2.功效

补气固脱,健脾益肺,宁心益智,养血生津。

3.用法用量

内服:煎汤,3～10 g(大剂量 30 g),宜另煎兑入;研末,1～3 g;或熬膏、泡酒、入丸散。

4.使用注意

实热证、湿热证及正气不虚者禁服。不宜与茶同服。反藜芦,畏五灵脂。

5.治癌效验

人参为大补元气、扶正祛邪、回阳救脱之常用药,临床常用治子宫颈癌、急性白血病等癌瘤中属气血亏虚、气阴两伤、久病正虚甚至虚极欲脱或者邪实气虚者。

（1）子宫颈癌：人参 18 g，生鳖甲 18 g，花椒 9 g。共为细粉，分为 6 包，每晚服 1 包，开水送下。连服 3 包后腹痛可减轻，连服 24 包为 1 个疗程。

（2）急性白血病：沙参 3 g，人参 10 g（另煎），丹参 30 g，赤芍 15 g，当归尾 10 g，炮山甲 10 g，瓜蒌 20 g，干蟾 10 g，山慈菇 15 g，郁金 10 g，枳实 10 g，徐长卿 30 g，黄芪 20 g，山药 10 g。水煎服，每日 1 剂。

（二）党参

为桔梗科植物党参及同属多种植物的干燥根。水煎剂、水煎醇浸剂或水浸醇沉剂、提取液能增强机体免疫功能，遏制肿瘤的发展；具有反突变作用，可预防肿瘤的发生；还有化疗增效作用。此外，本品还有调节造血功能、升高白细胞、降血压、升高血糖等作用。

1.性味归经

味甘，性平。归脾、肺经。

2.功效

健脾补肺，益气养血生津。

3.用法用量

内服：煎汤，9～15 g；或入丸、散，或熬膏。生津止渴宜生用，健脾益气宜炙用。

4.使用注意

实证、热证禁服；正虚邪实证不宜单独应用。

5.治癌效验

临床常用治胃癌、肠癌、转移性乳腺癌等癌瘤中属脾胃虚弱、气血（津）两亏或气虚邪实者。

（1）胃癌：①党参、茯苓、熟地黄、天冬各 15 g，白术、赭石、生半夏各 9 g，甘草、吴茱萸各 3 g，鸡内金、羊肚枣、砂仁各 6 g，麦谷芽各 30 g，白花蛇舌草 15 g，大枣 5 个，三七粉 1.5～2.0 g。水煎口服，每日 1 剂。饭后 2～3 小时或饭前空腹服，三七粉随药冲服。②党参 20 g，黄芪 30 g，炒白术 12 g，薏苡仁 15 g，半夏 15 g，陈皮 15 g，茯苓 30 g，甘草 6 g，半枝莲 15 g，白花蛇舌草 15 g，山慈菇 15 g，丹参 12 g，三棱 10 g，沙参 12 g，麦冬 12 g，白芍 15 g。

（2）肠癌：党参 9 g，白花蛇舌草、红藤、败酱草、紫丹参、白毛藤、木馒头、生牡蛎、乌蔹莓、瓜蒌子、金刚刺各 30 g，八月札、炮山甲各 15 g，生枳实、地榆炭各 12 g。制成煎剂，口服，每日 1 剂，煎 2 次分服。

（3）转移性乳腺癌：黄芪 30 g，党参 12 g，白术 9 g，淫羊藿 30 g，肉苁蓉 12 g，山茱萸 9 g,天冬 12 g,天花粉 15 g,枸杞子 12 g,女贞子 15 g,南沙参 15 g,白花蛇舌草 30 g,蛇莓 30 g,蛇六谷 30 g,石上柏 30 g,龙葵 30 g,半枝莲 30 g,山慈菇 15 g,莪术 30 g,露蜂房 12 g,海藻 30 g。每日 1 剂,水煎 2 次分服。

(三)白术

为菊科植物白术的根茎。白术有直接杀伤肿瘤细胞的效果,其抗肿瘤作用与它对免疫功能的调节作用密切相关。白术注射液皮下注射可使小鼠肉瘤肿瘤组织的坏死程度,以及免疫细胞的浸润程度均明显提高。白术注射液能抑制 C57 小鼠 Lewis 瘤的肺转移,并有明显的抗突变和抗启动作用。此外,本品还有利尿、降低血糖、增加白蛋白、纠正白蛋白/球蛋白比例、保护肝脏及防止四氯化碳引起的肝糖原减少、抗溃疡、抗血凝和镇静等作用。

1.性味归经

味苦、甘,性温。归脾、胃经。

2.功效

健脾益气,燥湿利水,固表止汗,安胎。

3.用法用量

内服:煎汤,6～15 g;或熬膏;或入丸、散。

4.使用注意

阴虚内热、津液亏耗者慎服;内有实邪壅滞者禁服。

5.治癌效验

临床常用治胃癌、食管癌、肝癌等癌瘤中属脾胃虚弱、痰饮停滞或气虚邪实者。

(1)胃癌:①脐带、广木香、瓦楞子各 100 g,白术 50 g,清半夏 50 g,雄黄 25 g,血竭 15 g。共研细末,每日 3 次,每次 10 g。②红参 5 g(单煎),白术 30 g,茯苓 20 g,蒲公英 35 g,槟榔 15 g,金银花 25 g。每日 1 剂。

(2)食管癌:白术、红参、黄芪各 9 g,炙甘草、干姜各 3 g,诃子肉 6 g,丁香 2.4 g。水煎服。

(3)肝癌:①白术、茯苓、丹参、水红花子、鸡内金各 20 g,柴胡、草豆蔻、木香、佛手、青皮各 15 g,郁金 10 g。水煎服,每日 1 剂。②白术 20 g,当归、山慈菇、半边莲、太子参各 30 g,昆布、海藻各 12 g,白花蛇舌草 25 g,三棱 10 g。水煎服,每日 1 剂。

(四)山药

为薯蓣科植物薯蓣的块根。山药含微量元素锗,可抑制癌细胞的转移,并具抗癌增效活性;山药水浸液具有促进干扰素生成和增加 T 细胞数量的作用,可升高肿瘤细胞 cAMP 水平,抑制肿瘤细胞增殖;抑制唾液酸酶,对突变细胞有产生抑制的倾向。此外,本品尚有祛痰、滋补和助消化、降血糖、抗衰老、恢复肾功能等作用。

1.性味归经

味甘,性平。归脾、肺、肾经。

2.功效

健脾益肺,补肾固精,养阴生津。

3.用法用量

内服:煎汤,15~30 g(大剂量 60~250 g);或入丸、散。

外用:适量,鲜品捣敷。补阴生津宜生用,健脾止泻宜炒用。

4.使用注意

本品养阴能助湿,故湿盛中满或有积滞及邪热内实者忌服。

5.治癌效验

临床常用治胃癌、肺癌等癌瘤中属脾胃虚弱、肺肾亏损、气阴两虚或气虚邪实者。

(1)胃癌:①当归(酒洗)30 g,川芎 80 g,白芍(盐、酒炒)36 g,熟地黄(姜汁浸、炒)24 g,人参 15 g,白术(土炒)40 g,白茯苓 18 g,炙甘草 9 g,山药(炒)30 g,莲子肉(去皮、心)30 g,扁豆(姜汁炒)18 g。上药为细末,姜汁、神曲糊为丸,如梧桐子大。每服 60~70 丸,空腹时用白开水送下。②党参、黄芪、白术、茯苓、制半夏、薏苡仁、怀山药、半枝莲、白花蛇舌草各 15 g,厚朴、莪术、藿香各 10 g,黄连、甘草各 6 g。水煎服,每日 1 剂。

(2)肺癌:生山药 30 g,熟地黄 15 g,山茱萸 15 g(去净核),柿霜饼 12 g(冲服),生杭白芍 12 g,牛蒡子 6 g(炒、捣),苏子 6 g(炒、捣),甘草 6 g(蜜炙),生龙骨 15 g(捣细)。水煎,去滓,温服。每日 3 次。

(五)薏苡仁

为禾本科植物薏苡的成熟种仁。薏苡仁的一些提取物对实验动物的艾氏腹水癌、肉瘤 S180 等多种肿瘤均有直接抑制作用。一些成分可使肿瘤细胞质变性,或使核分裂停止于中期。此外,本品尚有镇静、镇痛、降温、解热、抑制骨骼肌收缩、诱发排卵、降血糖、抗炎,增强肾上腺皮质功能、细胞免疫功能、体液免疫功能等作用。

1.性味归经

味甘、淡,性微寒。归脾、胃、肾经。

2.功效

健脾渗湿,舒筋除痹,消痈排脓。

3.用法用量

内服:煎汤,10～30 g;或入丸、散;或浸酒,煮粥,作羹。健脾益气宜炒用;利水渗湿、消痈排脓、舒筋除痹宜生用。

4.使用注意

本品力缓,宜多服久服。脾虚无湿,大便燥结及孕妇慎服。

5.治癌效验

临床常用治肺癌、肝癌、胃癌、绒毛膜上皮癌等癌瘤中属脾虚湿盛、湿热内蕴、风湿痹阻或热毒内结者。

(1)肺癌:薏苡仁 20 g,金荞麦 30 g,桃仁 12 g,臭壳虫 6 g,通关藤 15 g。水煎 3 次,每次煎 20 分钟,合并药液,分 3 次服,每日 1 剂,半月为 1 个疗程。

(2)肝癌:生薏苡仁、败酱草、紫丹参、白毛藤、生牡蛎、重楼、红藤各 30 g,党参、地鳖虫各 9 g,炮山甲 12 g,海藻、皂角刺、夏枯草各 15 g。水煎服,每日 1 剂。

(3)胃癌:薏苡仁、白屈菜、刺五加、软枣根各 30 g,三棱、莪术各 9 g。水煎服,每日 1 剂。

(4)绒毛膜上皮癌:薏苡仁、红豆、冬瓜仁、鱼腥草各 30 g,黄芪、败酱草、白芷各 15 g,茜草、阿胶珠、当归、党参各 9 g,甘草 6 g。水煎服。腹内结块加蒲黄、五灵脂;腔内出血加贯众炭;腹胀加厚朴花;胸痛加郁金、陈皮;咯血加白及、茜草。

(六)五味子

为木兰科植物北五味子和南五味子(华中五味子)的成熟果实。五味子能增加机体吞噬能力,对人体子宫颈癌细胞培养株系 JTC26 体外筛选有抑制作用;五味子素对癌细胞的增殖、DNA 的合成和代谢均有一定抑制活性;五味子果实提取物对白血病及体外培养的人鼻咽癌细胞有细胞毒作用。此外,本品有增加肾上腺皮质功能、兴奋中枢、舒张血管、强心、护肝、降压、镇痛、镇咳、祛痰、促进代谢,以及抗病毒、抗菌、增强网状内皮系统细胞吞噬功能等作用。

1.性味归经

味酸,性温。归肺、心、肾经。

2.功效

收敛固涩,益气生津,宁心安神。

3.用法用量

内服:煎汤,3~6 g;研末,每次 1~3 g;或熬膏;或入丸、散。

外用:适量,研末掺、调敷;或捣敷;或煎水洗。

4.使用注意

外有表邪、内有实热或咳嗽初起、麻疹初发者禁服。

5.治癌效验

临床常用治肺癌、胃癌、白血病、多发性骨髓瘤等癌瘤中属肺气不足、肾精虚衰、阴津耗损或气阴两虚者。

(1)肺癌:①卷柏30 g,地榆15 g,地黄30 g,熟地黄15 g,半枝莲30 g,泽兰3 g,全蝎9 g,露蜂房30 g,五味子9 g。每日 1 剂。②五味子、重楼、地黄、麦冬、石斛、太子参、葶苈子、瓜蒌各 15 g,紫河车、阿胶各 10 g,白花蛇舌草30 g。水煎服。③五味子、人参、冬虫夏草各 6 g,太子参、茯苓、黄芪各 15 g,枸杞子、白术、黄精各 12 g,杏仁、川贝母各 9 g,甘草 3 g,陈皮 8 g,白花蛇舌草 20 g。水煎服,每日 1 剂。

(2)胃癌:五味子 6 g,北沙参、麦冬、地黄、百部、地榆各 13 g,炒栀子、王不留行各 9 g,蒲公英、徐长卿各 16 g,石见穿、紫草根各 31 g。

(3)白血病:①熟地黄、茯苓、黄芪、白花蛇舌草、龙葵、山豆根、紫草各 30 g,山药 15 g,山茱萸、肉苁蓉、巴戟天、补骨脂、人参(党参)、麦冬、五味子各 10 g,当归 6 g。水煎,每日 1 剂,连服 3~4 周为 1 个疗程。②北五味子 3 g,人参须 12 g,山药 15 g,生白芍、麦冬、龙骨、酸枣仁各 9 g,北沙参、党参、地黄、牡蛎、山茱萸、浮小麦各 30 g,大枣 10 个。水煎,每日 1 剂。

(4)多发性骨髓瘤:五味子、甘草各 10 g,麦冬、何首乌、桑寄生、女贞子、杜仲、天麻、川断各 15 g,白芍 25 g,党参、牛膝、墨旱莲、丹参、鸡血藤各 30 g,全蝎6 g,蜈蚣 2 条。水煎服。

(七)大枣

为鼠李科植物枣树的成熟果实,亦称红枣。大枣的热水提取物,体外试验对 JTC26 癌细胞生长的抑制率达 90% 以上,其抑制作用与剂量大小有关。此外,大枣尚有抗超敏反应、抗炎、抗消化性溃疡、保护肝脏、增强肌力和增加体重、促进巨噬细胞吞噬功能等作用。

1.性味归经

味甘,性温。归心、脾、胃经。

2.功效

补中益气,养血安神。

3.用法用量

内服:煎汤,6～15 g;或捣烂作丸。

外用:煎水洗或烧存性研末调敷。

4.使用注意

本品助湿生热,令人中满。凡湿盛、痰凝、食滞、虫积及龋齿作痛、痰热咳嗽者慎服。

5.治癌效验

临床常用治贲门癌、子宫癌等癌瘤中属脾胃虚弱、气血不足或气虚邪实者。

(1)贲门癌:大枣 1 枚(去核),斑蝥 1 枚(去头翅)入内煨熟,去蝥,空心食之,白汤下。

(2)子宫癌:四叶葎 60～120 g,大枣 60～120 g。水煎服,每日 1 剂,连服数剂。

(八)灵芝

本品为多孔菌科植物灵芝(赤芝)或紫芝的子实体。灵芝菌丝体提取物对小鼠皮下移植的纤维肉瘤有明显抑制生长效果,并对纤维肉瘤的肺部转移灶也有抑制作用,对 P3HR-1 与 CIT26-P3 肿瘤细胞株有明显的细胞毒活性;灵芝水提取液可明显抑制小鼠 S180 实体瘤的生长,延长荷瘤鼠的平均存活时间,并且对 3-甲基胆蒽/肿瘤多肽抗原诱导的 BALB/3T3 细胞恶性转化有显著的抑制作用;灵芝提取物可明显抑制人肝癌 SMMC7721 细胞的 DNA 合成;树舌多糖对小鼠肉瘤 S180 也有明显的抑制作用。此外,本品尚有镇静、镇痛、止咳、祛痰、平喘、扩张冠脉、保护缺血心肌、增强心脏收缩力、提高心排血量,降血压、血脂、血糖、提高动物耐缺氧能力;促进肝细胞合成蛋白质以及骨髓细胞蛋白质及核酸的合成,抗放射、抗凝血、抗病毒、清除自由基等作用。

1.性味归经

味甘,性平。归肺、心、肝、脾经。

2.功效

养心安神,补肺益气,滋肝健脾。

3.用法用量

内服:煎汤,10～15 g;研末,3～6 g;或浸酒。

4.使用注意

实证慎服。

5.治癌效验

临床常用治肺癌、食管癌、慢性粒细胞性白血病等癌瘤中属正气虚弱、气血不足或正虚邪实者。

(1)肺癌:灵芝、鱼腥草、薏苡仁、白毛藤、白花蛇舌草、生牡蛎、半枝莲、黄精、麦冬、地榆、南沙参各 30 g,夏枯草、牡丹皮、白术、黄芪、野菊花、石斛、全瓜蒌各 15 g,桑白皮、地骨皮、川贝母、杏仁、砂仁各 9 g。水煎,早、中、晚 3 次空腹服。

(2)食管癌:①灵芝 10 g,沙虫 40 g,虾蟆 27 g,马勃 7 g,西牛黄 4.5 g,麝香 2.5 g。共为细末,温开水送服,每日 3 次,每次 1.2～1.8 g。②扁木灵芝 30 g,炖猪心或猪肺。一次顿服,每日 2～3 剂。

(3)慢性粒细胞性白血病:菌灵芝 30 g,加水煎熬 2 小时,煎 3 次,口服。同时服蜂乳以增强疗效。

(九)百合

为百合科植物百合和细叶百合的肉质鳞茎。百合所含秋水仙碱等多种生物碱,对癌细胞有丝分裂有抑制作用。百合能增强激素调节功能,促进免疫系统,促进淋巴细胞转化,并可防止环磷酰胺所致的白细胞减少症。此外,本品还有镇咳平喘作用。

1.性味归经

味甘、微苦,性凉。归肺、心、胃经。

2.功效

养阴润肺,清心安神。

3.用法用量

内服:煎汤,6～12 g;或入丸、散;亦可蒸食或煮粥食。

外用:适量,捣烂敷。

4.使用注意

风寒咳嗽及中寒便溏者禁服。

5.治癌效验

临床常用治乳腺癌、食管癌等癌瘤中属阴血亏损、阴虚内热者。

(1)乳腺癌:百合 15 g,山慈菇 2 g,小红参 30 g,斑庄根 30 g,香附 15 g。水煎服,每日 1 剂。

(2)食管癌:百合、太子参、辽沙参、山药、茯苓、枸杞子各 30 g,黄芪、麦冬、山萸黄各 15 g,西洋参 10 g。水煎服。

三、除痰散结药

(一)川贝母

为百合科植物川贝母、暗紫贝母、甘肃贝母或梭砂贝母的干燥鳞茎。前三者按外观性状分别称为"松贝"和"青贝",后者药材习称"炉贝"。本品对肿瘤细胞有抑制作用,水提物对人子宫颈癌 JTC26 细胞有抑制作用。此外,川贝母尚有祛痰、镇咳、降压、解痉等作用。

1.性味归经

味甘、苦,性微寒。归肺、心经。

2.功效

清热化痰,润肺止咳,散结消肿。

3.用法用量

内服:煎汤,3～9 g;研末,1～1.5 g;或入丸、散。

外用:适量,研末撒或调敷。

4.使用注意

脾胃虚寒及寒痰、湿痰者慎服。反乌头。

5.治癌效验

临床常用治乳腺癌、恶性淋巴瘤、胃癌等癌瘤中属热毒壅积、痰气互结者。

(1)乳腺癌:川贝母、人参、香附、茯苓、陈皮、熟地黄、川芎、当归、白芍各 10 g,白术 12 g,桔梗、甘草各 6 g,生姜 3 片,大枣 2 枚。水煎服。

(2)恶性淋巴瘤:川贝母 12 g,玄参、瓜蒌、地龙、金银花、虎杖、白芍各 15 g,牡蛎 25 g,穿山甲 18 g,天花粉、白花蛇舌草各 30 g。水煎服,每日 1 剂。

(3)胃癌:北沙参 20 g,川贝母、象贝母各 15 g,沉香粉 10 g,焙脐带 1 条,生甘草 10 g,云南白药 5 g。共研细末,口服,每次 7.5 g,每日 4 次。

(二)天南星

为天南星科植物天南星、东北天南星或异叶天南星的干燥块茎。有试验表明本品对小鼠肉瘤 S180、肝癌实体型、小鼠子宫颈癌 U14 以及人子宫颈癌 HeLa 细胞有抑制作用。此外,尚有镇静、镇痛、祛痰镇咳、抗惊厥等作用。

1.性味归经

味苦、辛,性温。有毒。归肺、肝、脾经。

2.功效

祛风止痉,燥湿化痰,散结解毒。

3.用法用量

内服:煎汤(多制用),3～9 g;或入丸、散。

外用:生品适量,研末撒或以醋、酒调敷。

4.使用注意

阴虚燥咳,热盛、血虚动风者禁服;孕妇慎服。生天南星使用不当易致中毒,症状有口腔黏膜糜烂,甚至坏死脱落,唇舌咽喉麻木肿胀,运动失灵,味觉消失,大量流涎,声音嘶哑,言语不清,发热,头昏,心慌,四肢麻木,严重者可出现昏迷,惊厥,窒息,呼吸停止。

5.治癌效验

临床常用治宫颈癌、鼻咽癌、晚期胃癌等癌瘤中属痰湿壅阻、瘀血凝结者。

(1)宫颈癌:鲜天南星(由 15 g 可渐增至 45 g)煎汤代茶,须连服 3 个月。

(2)鼻咽癌:生天南星 20～30 g,石上柏 100 g,瓜蒌、苍耳子各 15 g,沙参 15～50 g,水煎服,每日 1 剂。

(3)晚期胃癌:生天南星 9 g,橘络 3 g,炮姜 3 g,生半夏 9 g,淫羊藿 12 g,炒白术 9 g,茯苓 12 g,生牡蛎 30 g,炒鱼鳔 6 g,人参 6 g,补骨脂 12 g,土鳖虫 6 g,水蛭 3 g,全蝎 3 g,蚕茧 3 g。水煎服。

(三)半夏

为天南星科植物半夏的干燥块茎。本品对小鼠子宫颈癌-14、肉瘤 S180、肝癌(HCA)以及人子宫颈癌 HeLa 细胞均有抑制作用。半夏总生物碱对慢性髓性白细胞(K562)的生长有抑制作用。此外,本品尚有镇咳、祛痰、解除支气管痉挛、镇静、镇吐、抑制胃液分泌和酸变、抗心律失常等作用。

1.性味归经

味辛、苦,性温。有毒。归脾、胃、肺经。

2.功效

燥湿化痰,降逆止呕,散结消肿。

3.用法用量

内服:煎汤,3～9 g;或入丸、散。

外用:研末,水或酒、醋调敷。内服多制用,外用多生用。

4.使用注意

阴虚燥咳、津伤口渴、出血症及燥痰者禁服。半夏使用不当可引起中毒,表现为口舌咽喉痒痛麻木,声音嘶哑,言语不清,流涎,味觉消失,恶心呕吐,胸闷,腹痛腹泻,严重者可出现喉头痉挛,呼吸困难,四肢麻痹,血压下降,肝肾功能损害等,最后可因呼吸中枢麻痹而死亡。

5.治癌效验

临床常用治胃癌、子宫颈癌、舌癌等癌瘤中属痰湿内阻者。

(1)胃癌:半夏(汤洗7次)、胡椒粉各等份为末,姜汁制丸如梧桐子大,每次30～50丸,姜汤下,每日1次。

(2)子宫颈癌:半夏片(每片含经乙醇提取的水溶性浸膏0.3 g),口服,每次2～3片,每日3次。

(3)舌癌:清半夏12 g,茯苓、陈皮、贝母各9 g,制川乌、制草乌各4.5 g,玄参、生牡蛎各15 g。水煎服,每日1剂。

(四)远志

为远志科植物远志或卵叶远志的干燥根。本品对小鼠淋巴细胞性白血病有抑制作用。此外,尚有中枢镇静、抗惊厥、祛痰、降压、溶血、抑菌、增强子宫收缩等作用。

1.性味归经

味辛、苦,性微温。归心、肺、肾经。

2.功效

宁心安神,祛痰开窍,散结消痈。

3.用法用量

内服:煎汤,3～10 g;浸酒或入丸、散。

外用:适量,研末酒调敷。

4.使用注意

阴虚火旺、脾胃虚弱者慎服。用量不宜过大,以免引起恶心呕吐。

5.治癌效验

临床常用治脑肿瘤、乳腺癌、甲状腺癌等癌瘤中属痰湿凝滞者。

(1)脑肿瘤:水红花子、煅牡蛎、昆布各30 g,姜半夏、生南星、浙贝母各12 g,远志肉6 g,煅瓦楞15 g,地龙3 g。水煎服,每日1剂,分3次服。

(2)乳腺癌:远志、蒲公英、紫花地丁、官桂各10 g,瓜蒌20 g,夏枯草、金银花、黄芪、白芷、桔梗、薤白各15 g,当归30 g,炮甲珠、天花粉、赤芍、甘草各6 g。水煎服。

(3)甲状腺癌:远志10 g,地黄15 g,玄参12 g,沙参30 g,麦冬、女贞子、墨旱莲各 15 g,首乌藤 30 g,茯神 10 g,夏枯草、野菊花、黄药子各 15 g,生牡蛎 30 g。水煎服,每日 1 剂。

(五)皂角刺

为豆科植物皂荚树枝的棘刺。亦称皂荚刺、皂角针、皂丁。辛,温。具有托毒排脓、活血消痈功能。本品对小鼠肉瘤 S180、人子宫颈癌 JTC26 细胞有抑制活性,动物体外筛选也发现其对肿瘤有抑制作用。此外,尚有抑菌、抗麻风分枝杆菌、祛痰、兴奋子宫、降血压等作用。

1.性味归经

味辛,性温。归肝、肺、胃经。

2.功效

消肿透脓,搜风杀虫,通经下乳。

3.用法用量

内服:煎汤,5~9 g;或入丸、散。

外用:适量,醋煎涂;或研末撒;或调敷。

4.使用注意

疮痈已溃及孕妇禁服。

5.治癌效验

临床常用治乳腺癌、子宫颈癌、肠癌、鼻咽癌等癌瘤中属痰凝瘀滞者。

(1)乳腺癌:皂角刺、八月札、石见穿、山慈菇各 30 g,黄芪、丹参、赤芍各 15 g,八角金盘、露蜂房各 12 g。水煎服,每日 1 剂。

(2)子宫颈癌:皂角刺、苦参、白芷、金银花、白金龙、活血龙、白毛藤、地榆各 10 g,猫人参 30 g。水煎服,每日 1 剂。

(3)肠癌:皂角刺、炮山甲、苦参、无花果、紫花地丁、红藤各 15 g,黄连、刺猬皮、白头翁、木贼草、白蔹各 9 g,蒲公英 30 g,血见愁 12 g。水煎服,每日 1 剂。

(4)鼻咽癌:皂角刺、皂角树枝各 360 g,煎汤至黄色,每日 3 次,分 2 日服完。

四、活血化瘀药

(一)桃仁

为蔷薇科落叶小乔木桃或山桃的种仁。亦称桃核。桃仁有抗致癌真菌及其毒素的作用;对黄曲霉、杂色曲霉、黄曲霉毒素 B1 和小梗囊胞菌素抑制率均为 100%。此外,还可增加脑血流量,降低脑血管阻力,并有抗凝血、抗血栓、抗炎、抗过敏、润肠、镇咳、收缩子宫等作用。

1.性味归经

味苦、甘,性平。归心、肝、大肠经。

2.功效

破血行瘀,润燥滑肠,止咳平喘。

3.用法用量

内服:煎汤,4.5～9 g;或入丸、散。

外用:捣敷。

4.使用注意

孕妇忌服。

5.治癌效验

临床常用治骨癌、鼻咽癌、恶性淋巴瘤、食管癌、子宫体腺癌、肝癌等癌瘤中属瘀血内积者。

(1)骨癌:桃仁、薄荷、白芷各15 g,藁本、川芎、乳香、赤芍、当归、没药、红花、三七各30 g,夏枯草60 g。上药共研末,制成内服散剂,每日2次,每次3 g。

(2)鼻咽癌:桃仁、红花、川芎、赤芍、当归、葛根各10 g,黄芪、丹参各15 g,鸡内金12 g,陈皮9 g。每日1剂,水煎服。②桃仁5 g,当归5 g,赤芍5 g,川芎5 g,莪术5 g,白芷、重楼各10 g,山豆根10 g,生姜片3片,大枣5枚,每日1剂,水煎服。

(3)恶性淋巴瘤:桃仁、当归各9 g,黄芪、炙鳖甲、木馒头各24 g,党参、黄药子、浙贝母各12 g。每日1剂,分3次服。

(4)食管癌:桃仁120 g,水蛭60 g,生赭石240 g,鸦胆子60 g。先将前三味研极细末,加入鸦胆子捣烂和匀。每次用10 g搅入藕粉中内服,每日3次。

(5)子宫体腺癌:桃仁18 g,黄芪30 g,当归6 g,三棱、莪术、水蛭各9 g,穿山甲12 g,鸡内金18 g。共为细末,每次3 g,日服2次。

(6)肝癌:桃仁15 g,三棱、莪术各9 g,石见穿、半枝莲各30 g,夏枯草12 g。水煎服,每日1剂。

(二)莪术

为姜科植物莪术、郁金或广西莪术的根茎。其中抗癌的主要成分为莪术醇及莪术酮。莪术油制剂在体外对小鼠艾氏腹水癌细胞、615纯系小鼠的L615白血病及腹水型肝癌细胞等瘤株的生长有明显的抑制和破坏作用。此外,莪术油还有抗菌、消炎,提高大动脉血流量及保肝等作用,还可抑制血小板聚集和抗血栓形成,提升淋巴细胞数量,增强机体免疫功能。

1.性味归经

味辛,苦,性温。归肝、脾经。

2.功效

行气,破血,消积,止痛。

3.用法用量

内服:煎汤,3～10 g;或入丸、散。行气止痛多生用,破血祛瘀宜醋炒。

外用:适量,煎汤洗;或研末调敷。

4.使用注意

气血两虚,脾胃薄弱无积滞者慎服。孕妇忌服。

5.治癌效验

临床常用治膀胱癌、宫颈癌、肝癌等癌瘤中属血瘀气滞者。

(1)膀胱癌:莪术、三棱各9 g,青皮、橘皮、藿香、香附、甘草各6 g,生姜3片,大枣2枚。水煎服,每日1剂。

(2)宫颈癌:莪术15 g,当归、赤芍、槟榔、昆布、桃仁、鳖甲、大黄各9 g,桂心2.4 g,琥珀1.2 g(研),枳壳4.5 g,木香6 g。水煎服,每日1剂。

(3)肝癌:莪术、三棱各12 g,柴胡、郁金、当归各10 g,党参、北沙参、白花蛇舌草、半枝莲、赤芍、白芍各20 g,黄芪、炒谷芽、炒麦芽各30 g,全蝎6 g,蜈蚣4条,斑蝥1 g,猪苓30 g。水煎服,每日1剂。

(三)姜黄

为姜科植物姜黄的根茎。本品对小白鼠肉瘤有较好的抑制活性。此外,还有抗炎、保肝、利胆、抗溃疡作用,还可改善心肌供血、抗血凝和抑制血小板聚集、降低血脂、抗氧化、抗生育、抗突变、抗病原微生物。

1.性味归经

味辛、苦,性温。归肝、脾经。

2.功效

破血行气,通经止痛。

3.用法用量

内服:煎汤,3～10 g;或入丸、散。

外用:适量,研末调敷。

4.使用注意

血虚而无气滞血瘀者忌服。

5.治癌效验

临床常用治卵巢癌、肝癌等癌瘤中属气滞血瘀者。

(1)卵巢癌:姜黄 0.6 g,活蟾蜍 1 只,雄黄 3 g。将其共捣烂如膏状,外敷肿块疼痛处,每日换 1 次,闻发臭即弃之。

(2)肝癌。①肿块型方:姜黄、广木香各 3 g,当归、黑山栀、龙葵、十大功劳叶各 15 g,赤芍、郁金、土茯苓、佩兰、甘草各 9 g,金银花 30 g。水煎服,每日 1 剂。②黄疸型方:姜黄、土茯苓、卷柏、龙葵、金灯、甘草、当归各 9 g,龙胆、马鞭草、茵陈、黑山栀、牡丹皮各 15 g,广木香 6 g,郁金、柴胡各 3 g。水煎服,每日 1 剂。

(四)王不留行

为石竹科植物麦蓝菜的成熟种子。亦称王不留。本品对艾氏腹水癌及人体肺癌有抑制作用。此外,还有抗着床、抗早孕、兴奋子宫作用。

1.性味归经

味苦,性平。归肝、胃经。

2.功效

行血通经,催生下乳,消肿敛疮,利尿通淋。

3.用法用量

内服:煎汤,5~10 g;或入丸、散。

外用:研末调敷。

4.使用注意

孕妇慎用。

5.治癌效验

临床常用治肝癌、胃癌、肺癌等癌瘤中属瘀血阻滞者。

(1)肝癌:当归 10 g,川芎 10 g,桃仁 10 g,红花 10 g,丹参 20 g,赤芍 15 g,延胡索 15 g,香附 15 g,王不留行 30 g,炮山甲、焦三仙各 15 g。每日 1 剂,水煎服。

(2)肝癌、胃癌、肺癌:王不留行、蜈蚣、露蜂房、蒲公英、板蓝根、地龙、全蝎、蛇蜕各 30 g,白花蛇舌草 240 g。共研末为蜜丸,每丸重 6 g,早、晚各服 1 丸。

(3)肺癌:三棱、莪术、王不留行各 15~30 g,大黄䗪虫丸(包)、桃仁各 12 g,丹参 15 g,海藻 30 g。水煎服,每日 1 剂。

(五)红花

为菊科植物红花的筒状花冠。有研究发现红花水煎剂能够降低肿瘤内微血管密度,以达到抑制血管生成的目的,从红花中提取出的羟基红花黄色素 A 能够抑制毛细血管血管内皮生长因子的表达,阻止促血管生成因子作用于靶细胞,抑制血管生成。

1.性味归经

味辛,性温。归心、肝经。

2.功效

活血通经,去瘀止痛。

3.用法用量

内服:煎汤,3～10 g。养血和血宜少用,活血祛瘀宜多用。

4.使用注意

孕妇忌服。

5.治癌效验

临床常用治食管癌、胰腺癌、肝癌、直肠癌、绒毛膜上皮癌、胃癌、胸腺肿瘤等癌瘤中属瘀血阻滞者。

(1)食管癌:①桃仁 9 g,红花 9 g,归尾 15 g,赤芍 15 g,苏木 15 g,郁金 10 g,丹参 30 g,紫草 30 g,金银花 15 g,夏枯草 15 g。水煎服,每日 1 剂。②红花 15 g,加 200 mL 水煎服,长期服用。

(2)胰腺癌:红花、桃仁、三棱、炒五灵脂、蒲黄、胡黄连、黄柏、乌药、延胡索、鸡内金、当归、穿山甲各 10 g,丹参、牡丹皮、白屈菜各 30 g,莪术 15 g,白花蛇舌草 20 g。水煎服。

(3)食管癌、胃癌:大蜈蚣 20 条,红花 10 g。将两者放入 60 度白酒 500 g 内,浸泡 20 余天后,将滤液以冷开水稀释(冷开水 60％,药酒 40％)后服用,每周需用 500 mL 左右。

(4)肝癌:①当归、地黄、桃仁、赤芍、牛膝、川芎、红花、枳壳、柴胡各 9 g,桔梗 3 g,甘草 3 g,郁金 15 g,丹参 15 g。水煎服,每日 1 剂,煎 2 次分服。②红花6 g,炙鳖甲 30 g,炮山甲、桃仁、木香、青皮、郁金、白芍各 12 g,水煎服,每日 1 剂。

(5)直肠癌:桃仁 10 g,红花 10 g,当归 12 g,石见穿 30 g,莪术 15 g,炮甲珠 15 g,生大黄 6 g,半枝莲 30 g,白花蛇舌草 30 g。水煎服,每日 1 剂。

(6)绒毛膜上皮癌:五灵脂 6 g,红花 3 g,海螵蛸 10 g,蒲黄粉 6 g,茜草根 6 g,台乌药 3 g,射干 9 g,丹参 15 g,当归 9 g,山慈菇 9 g,蒲黄炒阿胶 9 g,乳香 9 g,没药 9g,甘草 6 g。每日 1 剂,水煎,分 2 次温服。

(7)胸腺肿瘤:红花、丹参、白术、黄芪、党参、山药各 25 g,清半夏、白芍、三棱、莪术、柴胡各 15 g,水煎服,每日 1 剂。

五、清热解毒药

(一)黄连

为毛茛科植物黄连、三角叶黄连、峨嵋野连等同属多个品种的根茎。亦称川连、鸡爪连。小檗碱系原浆毒或细胞分裂毒,与秋水仙碱有协同作用。在组织培养试验中,抑制细胞呼吸、氧的摄取并引起细胞的脂肪变性,荧光照相显示小檗碱存在于细胞内的颗粒中。抑制细胞呼吸,主要是抑制黄酶的作用,而癌组织的黄酶含量低,故较正常细胞对小檗碱更为敏感。黄连水浸物体外试验能抑制JTC26及人的正常纤维胚细胞。此外,本品还具有广谱抗病原微生物、增强免疫功能、抗炎、抗心肌缺血、抗心律失常、降压、抑制血小板聚集、降血糖、解热、镇静、利胆、抗溃疡、抗腹泻等作用。

1.性味归经

味苦,性寒。归心、胃、肝、大肠经。

2.功效

清热泻火,燥湿,解毒,杀虫。

3.用法用量

内服:煎汤,1.5～3 g;研末,每次 0.3～0.6 g;或入丸、散。

外用:适量,研末调敷,或煎水洗、熬膏涂、浸汁用。治热病高热、湿热蕴蒸、热毒炽盛诸证宜生用;治肝火上炎、目赤肿痛、头痛宜酒拌炒;治胃热呕吐宜姜汁拌炒;治肝火犯胃、脘痛吞酸宜吴茱萸煎汤拌炒。

4.使用注意

胃虚呕恶,脾虚泄泻,五更肾泻者,均慎服。

5.治癌效验

临床常用治原发性肝癌、宫颈癌等癌瘤中属火毒内盛、湿热壅阻者。

(1)原发性肝癌:黄连、牛黄、郁金、水牛角、栀子、朱砂、雄黄各 30 g,梅片、麝香各 7.5 g,珍珠 15 g。以上诸药研细末,炼蜜为丸,每丸 3 g,金箔为衣,蜡壳贮藏。成人病重体实者,每次服 1～2 丸,凉开水送下,病重者酌量,每日 2～3 次。

(2)宫颈癌:①诃子、硼砂、黄连、乌梅各 6 g,麝香 0.12 g。②白花蛇舌草 60 g,半枝莲 60 g,土茯苓、贯众、薏苡仁、山药各 30 g,金银花、紫草根、丹参各 15 g,当归 12 g,青皮 9 g。将①方各药共研细末,过筛,最后加入麝香,制成外用散剂。将阴道洗净后,将药粉撒布于癌灶处,隔日换药 1 次。②方水煎服,每日 1 剂,煎 2 次分服。

(二)板蓝根

为十字花科植物菘蓝、草大青或爵床科植物马蓝的根茎及根。本品对多种肿瘤特别是淋巴系统肿瘤有较好作用;其热水提取物对人子宫癌细胞抑制率为50%～70%。此外,并有抗菌、抗病毒、抗钩端螺旋体、促进白细胞增加、增强吞噬和细胞免疫等作用。

1.性味归经

味苦,性寒。归心、肝、肺、胃经。

2.功效

清热解毒,凉血利咽。

3.用法用量

内服:煎汤,15～30 g(大剂量90 g);或入丸、散。

外用:适量,煎汤熏洗。

4.使用注意

板蓝根的入药品种较多,马鞭草科植物路边青的根亦作板蓝根。板蓝根的不良反应注射剂为多,常见有皮疹,或眼结膜充血、水肿,或呼吸急促、胸闷、心悸、发绀、头晕、咽阻塞感、四肢麻木等,应引起重视。

5.治癌效验

临床常用治白血病、网状细胞肉瘤、皮肤癌等癌瘤中属血热毒盛者。

(1)白血病:板蓝根、猪殃殃、半枝莲、羊蹄根各30 g(其中猪殃殃可达60 g),制黄芪、当归各12 g,党参、三棱、莪术各9 g。水煎服,每日1剂。对各型白血病均适用。

(2)网状细胞肉瘤:板蓝根、山豆根、土茯苓、连翘、露蜂房、鬼针草、家雀窝草、玄参各30 g,牛蒡根15 g,柴胡、夏枯草各10 g,土贝母12 g。水煎服,每日1剂。

(3)皮肤癌:板蓝根120 g,金银花、连翘、皂角刺各9 g。每日1剂,煎2次分服。

(三)栀子

为茜草科植物栀子的成熟果实。以噬菌体法筛选抗瘤药物,本品有抗肿瘤活性;其热水提取物对小鼠腹水型肉瘤S180有抑制作用。此外,尚有解热、镇痛、镇静、降压、止血、抗病原微生物等作用。

1.性味归经

味苦,性寒。归心、肺、肝、胆、三焦经。

2.功效

清热除烦,清热利湿,凉血止血。

3.用法用量

内服:煎汤,6～10 g;或入丸、散。

外用:适量,研末掺或调敷。泻火宜生用,止血宜炒炭,除烦呕宜姜汁炒。

4.使用注意

本品苦寒,不宜久服,凡脾胃虚寒便溏者慎服。

5.治癌效验

临床常用治肝癌、胃癌、唇癌、宫颈癌、鼻咽癌、黑色素瘤等癌瘤中属火毒内炽、湿热蕴积者。

(1)肝癌:栀子、朱砂、雄黄、牛黄、郁金、水牛角、黄连、黄芩各 30 g,梅片、麝香各 7.5 g,珍珠 15 g。以上诸药研极细末,炼蜜为丸,每丸 3 g,金箔为衣,蜡壳贮之,密藏勿泄气。成人病重体实者,每次服 1～2 丸,凉开水送下;病重者酌量每日 2～3 次;小儿服半丸,不效再服半丸;脉虚者以人参汤送服;脉实者,金银花、薄荷汤送服;若大便秘结者,可调大黄末 9 g,同内服;若昏迷者,可将本品化开,鼻饲给药,每日 1～2 次,重者 2～3 次,小儿酌减。

(2)胃癌:栀子、茵陈、马尾连各 15 g,葛根、薏苡仁、仙鹤草各 30 g,重楼 16 g,三七 3 g。水煎服,每日 1 剂。

(3)唇癌:栀子、僵蚕、甘草、藿香各 9 g,生石膏、防风各 12 g,全蝎 3 g,蜈蚣 6 g。水煎服,每日 1 剂。

(4)宫颈癌:栀子、草薢 10 g,半枝莲 60 g,白茅根 30 g,漏芦、车前子各 15 g,炒大黄、木香各 3 g。根据病情可加何首乌 10 g,墨旱莲 15 g,水煎口服,每日 1 剂,分 2 次服。

(5)鼻咽癌:栀子、黄芩、龙胆草、当归、泽泻各 9 g,柴胡、木通、车前子、生甘草各 6 g,地黄 15 g。水煎服。局部用山苦瓜 10 g,切碎浸入 75% 乙醇 25 mL 加蒸馏水 25 mL 中,3 日后过滤取汁,加甘油 20 mL,滴鼻。

(6)黑色素瘤:栀子、大黄、黄芩、马尾连各 15 g,白花蛇舌草、半枝莲各 30 g。水煎服,每日 1 剂。

(四)芦根

为禾本科植物芦苇的地下茎。本品所含的多糖特别是聚糖具有显著的抗癌活性,对小鼠肉瘤 S180 有抑制作用,毒性很低;多糖类能刺激网状内皮系统,提高宿主对癌细胞的特异抗原免疫力。此外,尚有镇静、镇吐、抑菌及溶解胆结石等作用。

1.性味归经

味甘,性寒。归肺、胃、膀胱经。

2.功效

清热生津,除烦止呕,利尿,透疹。

3.用法用量

内服:煎汤,15~30 g(鲜品 60~120 g);或鲜品捣汁。

外用:适量,煎汤洗。

4.使用注意

脾胃虚寒者慎服。

5.治癌效验

临床常用治肺癌、胃癌等癌瘤中属热盛津伤者。

(1)肺癌:苇茎、冬瓜仁、薏苡仁、败酱草、白英各 30 g,山慈菇、猪苓各 24 g,茯苓、瓜蒌、莪术各 15 g,桃仁、法半夏各 12 g。水煎服,每日 1 剂。

(2)胃癌:芦根 30 g,白花蛇舌草 60 g,黑姜 3 g,半枝莲 15 g,栀子 9 g。水煎服,每日 1 剂。以后芦根煎水代茶。

(五)白鲜皮

为芸香科植物白鲜的根皮。体外实验用豆芽法表明有细胞毒性;体内实验对小鼠肉瘤 S180 有一定的抑制活性。此外,本品尚有解热、兴奋蛙心、抑制多种致病性皮肤真菌、收缩离体兔耳血管及子宫平滑肌等作用。

1.性味归经

味苦,微辛,性寒。归脾、胃、肺经。

2.功效

祛风燥湿,清热解毒。

3.用法用量

内服:煎汤,5~15 g;或入丸、散。

外用:适量,煎汤洗或研末调敷。

4.使用注意

虚寒证禁服。

5.治癌效验

临床常用治子宫癌、膀胱癌、皮肤癌等癌瘤中属火毒内盛,湿热蕴结者。

(1)子宫癌:白鲜皮、皂角刺、金银花、山豆根、蒲公英各 15 g,土茯苓、薏苡仁各 20 g,木通、甘草各 10 g。水煎服,每日 1 剂。

(2)膀胱癌:白鲜皮、夏枯草、败酱草、山豆根、重楼、半枝莲各 60 g,黄药子、山慈菇各 320 g,鸡蛋 30 个。将上药放入锅内用大半锅水煮开,待蛋熟捞出,击破蛋壳,再放入锅内煮 2 小时,取出去壳,泡醋内 24 小时即成,每日 1 次,每次吃 3 个蛋,1 个月为 1 疗程,可连吃 3 个疗程。

(3)皮肤癌:白鲜皮、土槿皮、地骨皮各 50 g,夏枯草 30 g,三棱、莪术各 15 g,鸡血藤 25 g。水煎熏洗患处,每日 1 次,每次 20~30 分钟。

(六)蒲公英

为菊科植物蒲公英的带根全草。蒲公英多糖对小鼠肿瘤细胞有抑制活性,并有显著激活小鼠腹腔巨噬细胞的活性;本品的热水浸出物,对小鼠肉瘤 S180 有抑制作用;对小鼠艾氏腹水癌有明显治疗效果;对移植性人体肺癌有明显抑制作用。此外,本品尚有抗炎、促进吞噬细胞吞噬功能、增强细胞免疫和体液免疫、抗胃黏膜损伤及实验性胃溃疡、抗内毒素、抗菌、利胆及促进乳汁分泌等作用。

1.性味归经

味苦、甘,性寒。归肝、胃、肾经。

2.功效

清热解毒,散结消肿,除湿利尿。

3.用法用量

内服:煎汤,15~30 g(大剂量 90 g);捣汁或入散剂。

外用:鲜品适量,捣敷。

4.使用注意

阳虚外寒、脾胃虚弱者忌用。

5.治癌效验

临床常用治胃癌、肠癌、宫颈癌、牙龈癌、恶性淋巴瘤、白血病等癌瘤中属热毒蕴结者。

(1)胃癌:蒲公英、白花蛇舌草、半边莲、半枝莲、当归、香附各 12 g,赤芍、紫花地丁、重楼、枳实、木香、乌药、桃仁、郁金各 9 g,延胡索 6 g。水煎服,每日 1 剂。

(2)肠癌:蒲公英、半枝莲各 24 g,白花蛇舌草、忍冬藤、野葡萄根各 30 g,露蜂房(炙)9 g,蜈蚣 2 条。水煎服,另有牛黄醒消丸,每日 2 次,每次 1.5 g,吞服。

(3)宫颈癌:蒲公英、土茯苓、败酱草、半枝莲、车前草、龙葵各 30 g,瞿麦、生薏苡仁各 20 g,萹蓄 15 g,苍术、厚朴、赤芍各 10 g。水煎服,每日 1 剂。

(4)牙龈癌:蒲公英、夏枯草、白石英、白花蛇舌草各 30 g,紫花地丁 15 g。水煎,每日 1 剂。

(5)恶性淋巴瘤:蒲公英、夏枯草、生牡蛎、丹参各 30 g,胆南星、皂角刺各 9 g,昆布、莪术、全瓜蒌各 15 g,旋覆花 12 g。水煎服。

(6)慢性粒细胞性白血病:蒲公英、地黄、半枝莲、猕猴桃根各 30 g,金银花、石膏各 24 g,当归、板蓝根、玄参各 12 g,苦参 9 g,天冬、麦冬各 6 g。水煎服,每日 1 剂。

第二节 中 成 药

一、胶囊制剂

(一)复方斑蝥胶囊

1.药物组成

由斑蝥、人参、黄芪、刺五加、三棱、半枝莲、莪术、山茱萸、女贞子、熊胆粉、甘草等组成。

2.功用主治

破血消瘀,攻毒蚀疮。用于原发性肝癌、肺癌、直肠癌、恶性淋巴瘤、妇科恶性肿瘤(卵巢癌、子宫内膜癌、绒毛膜癌等)等。

3.临床应用

(1)肝癌:斑蝥制剂联合放、化疗或肝动脉化疗栓塞术,与单纯放、化疗或肝动脉化疗栓塞术治疗原发性肝癌相比较,前者可明显提高原发性肝癌的症状缓解率、生活质量、生存率,并能降低放、化疗引起的毒副作用,安全性较高。

(2)肺癌:复方斑蝥胶囊能够改善非小细胞肺癌患者术后免疫功能,降低感染发生率。联合化疗治疗非小细胞肺癌可有效延长患者的生存时间,提高生活质量,改善蛋白表达,降低毒副作用。联合吉非替尼治疗非小细胞肺癌可增强患者免疫功能,降低基质金属蛋白酶9、血管内皮生长因子水平。

(3)胃肠道肿瘤:复方斑蝥胶囊联合 mFOLFOX6 方案作为结直肠癌术后辅助化疗,可降低粒细胞减少和贫血的发生,提高患者机体免疫力。联合 FOLFOX4 方案治疗晚期胃肠道肿瘤能改善免疫功能,减少化疗所致不良反应。

(4)恶性淋巴瘤:复方斑蝥胶囊配合 CHOP 方案(环磷酰胺＋多柔比星＋长春新碱＋泼尼松)治疗非霍奇金淋巴瘤(non-Hodgkin lymphoma,NHL),能有效提高总有效率,改善患者癌因性疲乏及生活质量。

(5)卵巢癌:复方斑蝥胶囊联合 DP 方案(多西他赛＋顺铂)治疗晚期卵巢癌,可改善患者生活质量,提高生存率,延长无进展生存期和总生存期。

(二)安替可胶囊

1.药物组成

当归、蟾皮。

2.功能与主治

软坚散结,解毒定痛,养血活血。用于食管癌瘀毒证,与放疗合用可增强对食管癌的疗效;用于晚期原发性肝癌瘀毒证,对不宜手术、放、化疗者有一定抑制肿瘤增长作用,可改善生存质量;用于中晚期胃癌(瘀毒证)的化疗辅助治疗,配合 5-FU-DDP 方案,可改善临床症状、生存质量。

3.临床应用

(1)食管癌:安替可胶囊对食管癌的放疗有显著减毒增敏作用,对患者的肝、肾功能无明显损害。改善食管癌患者吞咽困难、乏力、噎膈、腹胀,使患者体重显著增加。提高患者免疫功能,缓解食管癌患者癌性疼痛。

(2)肝癌:安替可胶囊联合冷循环射频消融治疗原发性肝癌,可提高冷循环射频消融有效率,改善患者生活质量,降低外周血甲胎蛋白(alpha fetoprotein,AFP)、α-L-岩藻糖苷酶、癌胚抗原(carcinoembryonic antigen,CEA)水平。

(3)胃癌:安替可胶囊与化疗药物联合,可降低肿瘤标志物水平,缓解化疗后患者白细胞、红细胞及血小板的减少等,减轻化疗毒副作用,提高癌症患者的疾病控制率和生活质量。

(三)金龙胶囊

1.药物组成

鲜守宫、鲜金钱白花蛇、鲜蕲蛇。

2.功能与主治

破瘀散结,解郁通络。用于原发性肝瘀血瘀郁结证,症见右胁下积块、胸胁疼痛、神疲乏力、腹胀、食欲缺乏等。

3.临床应用

(1)肝癌:金龙胶囊联合肝动脉化疗栓塞术治疗肝癌,可提高肝动脉化疗栓塞术的治疗有效率,改善患者生活质量及肝功能。此外,金龙胶囊与肝动脉化疗栓塞术治疗原发性肝癌,有利于保护患者细胞免疫功能,提高临床治疗效果及病情控制效果,减少药物不良反应,降低患者死亡率。

(2)其他恶性肿瘤:临床上,金龙胶囊还被应用于辅助化疗,治疗中晚期胃癌、非小细胞肺癌及宫颈癌,显示了降低化疗不良反应、改善免疫功能的疗效。

(四)金蒲胶囊

1.药物组成

人工牛黄、金银花、蜈蚣、穿山甲、蟾酥、蒲公英、半枝莲、山慈菇、莪术、白花蛇舌草、苦参、龙葵、珍珠、大黄、黄药子、乳香、没药、延胡索、红花、姜半夏、党参、黄芪、刺五加、砂仁。

2.功能与主治

清热解毒,消肿止痛,益气化痰。用于晚期胃癌、食管癌患者痰湿瘀阻、气滞血瘀证。

3.临床应用

消化系统肿瘤:金蒲胶囊治疗晚期食管贲门癌与胃癌可稳定瘤体,部分病例瘤体可明显缩小。本药用于各种消化系统肿瘤术后放、化疗患者引起的虚损,促进正常功能恢复,可改善临床症状,提高生存质量,延长生存期。一项随机对照研究显示,金蒲胶囊配合放、化疗能增效减毒,提高患者耐受性,减轻疼痛。

(五)参莲胶囊

1.药物组成

苦参、山豆根、半枝莲、三棱、莪术、丹参、补骨脂、乌梅、白扁豆、苦杏仁、防己。

2.功能与主治

清热解毒,活血化瘀,软坚散结。用于辅助中晚期肺癌、胃癌气血瘀滞、热毒内阻证的治疗。

3.临床应用

(1)肺癌:参莲胶囊联合同步放、化疗治疗中晚期肺癌患者不良反应轻,能提高近期有效率,改善患者生存质量,改善免疫功能。

(2)胃癌:参莲胶囊联合多西他赛注射液和卡铂注射液治疗晚期胃癌可有效降低机体肿瘤标志物癌胚抗原、糖类抗原 19-9 水平,降低血清 S100 钙结合蛋白 A4、胰岛素样生长因子 1、基质金属蛋白酶 9 水平,提高血清白细胞介素(interleukin,IL)-2 和 γ-干扰素水平,提高机体免疫力,抑制血管新生因子和细胞侵袭分子水平,提高患者生活质量。

(六)康力欣胶囊

1.药物组成

阿魏、九香虫、丁香、木香、大黄、姜黄、冬虫夏草、诃子。

2.功能与主治

扶正祛邪,软坚散结。用于消化道恶性肿瘤、乳腺恶性肿瘤、肺恶性肿瘤见于气血瘀阻证者。

3.临床应用

(1)消化道恶性肿瘤:改善晚期胃癌患者的免疫功能,提高治疗效果,减轻化疗药物的毒副作用。对食欲不振、神疲乏力、呕吐恶心、便血、咯血、气短等症状有明显改善作用。辅助放、化疗,保护骨髓造血,有较好的增效减毒作用。对于晚期结直肠癌患者,康力欣胶囊维持治疗能延长患者中位无疾病进展生存期。

(2)乳腺癌:晚期乳腺癌运用康力欣胶囊联合来曲唑片治疗,可使 IL-2、IL-6、肿瘤坏死因子-α、γ-干扰素及转化生长因子-β1 等相关细胞因子的表达下降,有助于预防乳腺癌的复发与转移,提高乳腺癌治疗有效率。

(3)肺癌:康力欣胶囊联合化疗治疗非小细胞肺癌有增效减毒作用,可降低化疗相关胃肠道反应发生率、白细胞减少发生率及肝肾功能损害发生率。

二、丸剂

(一)抗癌平丸

1.药物组成

半枝莲、珍珠菜、香茶菜、藤梨根、肿节风、蛇莓、白花蛇舌草、石上柏、兰香草、蟾酥。

2.功能与主治

清热解毒,散瘀镇痛。用于热毒瘀血壅滞所致的胃癌、食管癌、贲门癌、直肠癌等消化道肿瘤。

3.临床应用

(1)胃癌:因邪毒伤胃,瘀血壅滞所致。症见胃脘灼痛或刺痛,恶心呕吐,或伴呃逆,食欲缺乏,苔黄腻或黄燥,脉弦数或细数。

(2)食管癌:因热毒瘀血壅滞,梗塞不利而致。症见吞咽困难,胸骨后灼痛,进行性消瘦,口干口苦,烦躁不安,大便干燥,小便短赤,或伴发热,舌红或紫黯,苔黄腻或黄燥,脉弦数或细数。

(3)直肠癌:因邪毒瘀血阻滞,大肠传导失司所致。症见便频便细,或便鲜血,或伴里急后重,肛门坠胀,口干口苦,烦躁不安,舌红或红绛,苔黄腻,脉弦数。

(二)西黄丸

1.药物组成

牛黄或体外培育牛黄、麝香或人工麝香、乳香(醋制)、没药(醋制)。

2.功能与主治

清热解毒,消肿散结。用于热毒壅结所致痈疽疔毒、瘰疬、流注、癌肿。

3.临床应用

(1)乳腺癌:西黄丸联合化疗治疗乳腺癌能有效改善机体免疫状态,提高患者生活质量。联合内分泌治疗雌激素依赖性乳腺癌具有一定减毒增效作用。

(2)肝癌:西黄丸联合肝动脉化疗栓塞术治疗中晚期原发性肝癌能提高中晚期肝癌患者的生活质量、改善临床症状,并且能提高生存期,疗效优于单用介入化疗。

(3)非小细胞肺癌:西黄丸联合化疗治疗中晚期非小细胞肺癌,可以明显提高化疗有效率,改善患者生活质量,其临床受益率、中位生存期、疾病进展时间、1年生存期和2年生存期等临床评价指标均优于对照组。

(4)食管癌:西黄丸联合化疗治疗食管癌,对瘤体有明显抑制作用,使患者生活质量可得到改善,疗效优于单纯化疗组。

(5)中晚期胰腺癌:西黄丸联合化疗治疗中晚期胰腺癌,可降低血清 CA19-9 水平、提高卡氏评分、提高症状改善率、减少白细胞数量下降,并具有延缓实体瘤增长的作用,对中晚期胰腺癌患者显示出良好的临床受益反应。疗效优于单纯的吉西他滨化疗。

(6)胃癌:西黄丸联合化疗治疗晚期胃癌患者的总有效率和总不良反应发生率均优于单纯的介入化疗,可有效延缓肿瘤病灶的生长。

(三)桂枝茯苓丸

1.药物组成

桂枝、茯苓、牡丹皮、赤芍、桃仁。

2.功能与主治

活血,化瘀,消癥。用于妇人宿有癥块,或血瘀经闭,行经腹痛,产后恶露不尽。现用于治疗子宫内膜炎、附件炎、月经不调、痛经、流产后阴道出血、子宫肌瘤、宫外孕、卵巢肿瘤、不孕症等。

3.临床应用

(1)卵巢癌:桂枝茯苓丸配合化疗治疗晚期卵巢癌患者,可降低血清糖类抗原(carbohydrate antigen,CA)125水平,改善血液流变学参数如全血黏度高切、全血黏度中切、全血黏度低切、红细胞聚集指数,降低血液学毒性、皮疹、肌肉疼痛以及胃肠道反应。与化疗联合,在提高患者生活质量、改善中医症状、围绝经期指数及体力状况等方面优于单纯化疗。

(2)宫颈癌:桂枝茯苓丸可降低宫颈癌血清肿瘤标志物CA125,有效降低宫颈癌根治术后尿潴留发生率。宫颈癌术后放、化疗期间联合生脉饮合桂枝茯苓丸治疗,可改善患者免疫功能,提高近期疗效,减少放、化疗毒副作用的发生。桂枝茯苓丸提高了宫颈癌术后同步放、化疗患者的免疫功能,能减轻毒副作用,改善患者生活质量。

(3)宫颈癌栓消肿散结。用于子宫颈癌及子宫颈癌前期病变。治疗子宫颈癌及子宫颈癌前期病变,并有较明显的消炎、止血、清洁等作用。此外,对宫颈癌癌前期病变也显示一定的疗效。对年老体弱不宜手术或放疗的晚期患者也有效果。

三、颗粒制剂

(一)槐耳颗粒

1.药物组成

槐耳菌质。

2.功能与主治

扶正固本,活血消癥。本品为正气虚弱,瘀血阻滞,原发性肝癌不宜手术和化疗的患者的辅助治疗用药,有改善肝区疼痛、腹胀、乏力等症状的作用。在标准的化学药品抗癌治疗的基础上,可用于肺癌、胃肠癌、乳腺癌所致的神疲乏力、少气懒言、脘腹疼痛或胀闷、纳谷少馨、大便干结或溏泄或气促、咳嗽、多痰、面色㿠白、胸胁不适等症,改善患者生活质量。

3.临床应用

(1)肝癌:槐耳颗粒联合肝动脉化疗栓塞术及放射性^{125}I粒子治疗中晚期肝癌,可提高近期临床疗效,延长患者生存期,并且提高其生活质量。联合索拉非尼治疗晚期肝癌临床疗效显著,不良反应发生率低。联合介入治疗能提高肝癌的临床疗效,降低不良反应的发生率。

(2)肺癌:槐耳颗粒可改善非小细胞肺癌患者的主要临床症状,提高其生活质量,增强细胞免疫功能,对非小细胞肺癌患者具有重要的辅助治疗作用,与化疗或吉非替尼联合治疗晚期肺腺癌,可提高原发性支气管肺癌患者治疗效果,提高患者的免疫功能。

(3)肠癌:槐耳颗粒配合化疗能提高大肠癌术后患者 T 淋巴细胞亚群（$CD3^+$、$CD4^+$、$CD8^+$）和 NK 细胞活性等细胞免疫指标,减轻化疗毒性,改善造血功能。改善晚期大肠癌患者的中医证候及体力状况,提高患者生活质量。

(4)乳腺癌:槐耳颗粒能提高乳腺癌术后化疗患者的免疫功能,改善中医证候和提高生活质量评分。联合全身化疗可以明显提高晚期乳腺癌患者的 T 淋巴细胞免疫功能,降低化疗毒副作用,并改善患者预后。

(二)益肺清化颗粒

1.药物组成

黄芪、党参、北沙参、麦冬、仙鹤草、拳参、败酱草、白花蛇舌草、川贝母、紫菀、桔梗、苦杏仁、甘草。

2.功能与主治

益气养阴,清热解毒,化痰止咳。适用于气阴两虚、阴虚内热型晚期肺癌的辅助治疗,症见气短、乏力、咳嗽、咯血、胸痛等。

3.临床应用

肺癌:益肺清化颗粒可有效改善早期(Ⅰ～Ⅱ期)非小细胞肺癌术后患者神疲乏力、少气懒言、气短、咳嗽、纳谷少馨、痰中带血、大便干结、口干咽燥、盗汗、五心烦热等证候,改善患者生存质量,提高血清 $CD3^+$、NK 细胞水平。联合化疗治疗非小细胞肺癌,可改善患者的免疫功能,降低毒副作用,从而提高患者生活质量。最新一项多中心随机对照临床研究发现,ⅠB～ⅢA 期非小细胞肺癌患者术后辅助化疗并配合使用益肺清化颗粒,治疗 4 个周期后随访可明显改善患者生存质量状况及临床症状,调节患者免疫功能,且无严重不良反应。此外,联合顺铂胸腔灌注,能有效控制肺癌所致恶性胸腔积液。

第三节 外 治 法

一、贴敷法

贴敷法是将鲜药捣烂或将干药研成细末,制成膏药、药饼,或直接涂敷于患处或穴位上的一种外治法。敷贴疗法给药途径直接,药源广泛,药物取材多较简单,不用耗费过多金钱。贴敷药物的制作可简可繁,家庭多用较简单的药物配伍及制作,易学易用,经简单学习就可掌握要领,不用复杂的机器和医疗设备,无论是医师还是患者或者家属,都可兼学并用、随学随用,易于推广。此外,贴敷疗法是药物直接敷于体表,而达到治病的目的,便于随时观察病情的变化,随时加减更换,很少发生不良反应,具有稳定可靠的特点。贴敷疗法常用制剂类型有膏剂、散剂、糊剂及丸剂等。

(一)膏剂

膏剂有硬膏和软膏两种,其制法不同。硬膏是将药物放入植物油内浸泡1~2日后,加热油炸,过滤,药油再加热煎熬至滴水成珠,加入铅粉或广丹收膏,摊贴穴位,硬膏易于保存且作用持久,用法简便。软膏是将药物粉碎为末过筛后,加入醋或酒,入锅加热,熬成膏状,用时摊贴穴位,定时换药。也可将适量药末加入葱汁、姜汁、蜜、凡士林等调成软膏,摊贴穴位,软膏渗透性较强,药物作用迅速,黏着性和扩展性较强。

(二)散剂

散剂是穴位敷贴中最基本的剂型。根据辨证选药配方,将药物碾成极细的粉末,过80~100目细筛,药末可直接敷在穴位上或用水等溶剂调和成团贴敷,再用纱布、胶布固定,或将药末撒布在敷贴穴位。散剂制法简便,剂量可随意变换,药物可以对证加减,且稳定性较高,储存方便。因药物粉碎后,接触面较大,刺激性增强,故易于发挥作用,疗效迅速。

(三)糊剂

糊剂是指将散剂加入赋形剂,如酒、醋、姜汁、鸡蛋清等调成糊状敷涂在穴位上。外盖消毒纱布,胶布固定。糊剂可使药物缓慢释放,延长药效,缓和药物的毒性。再加上赋形剂本身所具有的作用,可提高疗效。

(四)丸剂

丸剂是将药物研成细末,以蜜、水或米糊、酒、醋等调和制成的球形固体剂型。丸剂贴敷通常选择小丸药。丸者缓也,可使药物缓慢发生作用,药力持久,且丸剂便于贮存。

(五)饼剂

饼剂是将药物粉碎过筛后,加入适量的面粉拌糊,压成饼状,放笼上蒸 30 分钟,待稍凉后摊贴穴位。有些药物具有黏腻性,可直接捣融成饼,大小、重量应根据疾病轻重和贴敷部位而定。

(六)锭剂

将敷贴药物粉碎过筛后,加水及面糊适量,制成锭剂,晾干,用时以水或醋磨糊,涂布穴位。本剂型多用于慢性病,可减少配制麻烦,便于随时应用。

二、浸洗法

浸洗法包括洗、沐、浴、浸、渍、浇、喷、嚏等外治方法,与现代理疗学中的水疗法相似,所不同者,水疗法只是利用水的冷、热、温、凉等物理性能来治病,而浸洗法兼有发表、祛寒、行气、活血、退热、解毒等作用,扩大了治病范围。洗法、沐法、浴法:这 3 种外治方法基本相同,都是将药物煎成药液,对患者的局部或全身进行洗浴,如洗头、洗手、洗足、洗澡等。浸法、渍法:这两种方法基本一致,但所需要的药液较多,时间较长。所不同的是,渍法比浸法的时间更长一些。浇法、喷法、嚏法:这 3 种方法基本相似,做法也相当方便。其特点是时间短,所用药液少。用这 3 种方法对患者不同部位疾患施药时,可灵活运用,互为补充。

适应证:化疗引起的周围神经毒性、手足综合征;手术并发症,如乳腺癌术后上肢水肿等。

三、涂搽法

涂搽法即将药物制成洗剂、酒剂、油剂、软膏等剂型,薄薄地涂搽于病变局部的方法。适合于多种部位癌肿。

四、箍围消散法

将药散与液体调制成糊状敷贴于患部,借助药散箍集围聚、收束疮毒的作用,使肿块消散。即使肿瘤破溃后余肿未消者,亦可用它来消肿,截其余毒。溃后肿势散漫不聚而无集中之硬块者,也可使用。

适用范围:主要适用于甲状腺癌、乳腺癌,以及其他肿瘤转移至体表引起体表肿块者。

五、灌肠法

灌肠法是将中药制成各种药液,借助器具(如灌肠器、导尿管等)插入病变部位注入药液以治疗疾病的方法,以发挥药液在腔道内对肿瘤的抑制作用。常用于肿瘤压迫肠腔或浸润肠管、堵塞肠道引起的肠梗阻或便秘等。

六、热烘疗法

热烘疗法是在病变部位涂药后,再加热烘,通过热力的作用,使局部气血流畅,腠理开疏,药物渗入,从而达到活血祛风以减轻或消除痒感、活血化瘀以消除皮肤瘙痒等治疗目的的一种治疗方法。

七、含漱法

含漱法是将药物煎汤,常含口内,漱口吐出,并不下咽的方法。主要用于口咽部肿瘤及放、化疗引起的口腔黏膜反应,及口腔癌、鼻咽癌患者,考虑到其特殊解剖位置,可不时服、漱口、擦鼻或药气熏蒸,使病灶部位的药物浓度升高。如薄荷甘草煎汤含漱可防治放疗引起的口腔黏膜炎;白血病齿衄、舌衄用生蒲黄煎汤含漱以辅助止血等。

八、插药法

插药法是将腐蚀药物制成药钉、药棒等形状,直接插入细小的创口中或瘘管、窦道内或癌肿组织内,以引流祛腐、促使其创口愈合或使其逐步坏死干枯脱落的方法。主要用于肿瘤术后并发瘘管或窦道者或浅表部位的肿瘤及子宫颈癌等。

九、腐蚀法

腐蚀法是应用药性峻猛、能祛腐拔毒的药物敷于肿瘤表面,以腐蚀瘤体,从而达到使癌毒外泄、瘤体消散或脱落的目的;对于瘤体已溃破,腐肉糜烂,亦可用此法以祛除腐肉,生肌敛疮。常用药物如磁砂、信石、火硝、降丹等。

十、喷吹法

喷吹法即直接或借助器具将药面喷撒至病变部位的方法。主要用于鼻腔、咽、喉、口腔及耳内等部位。如鼻咽癌用甘遂、甜瓜蒂、硼砂、飞辰砂研末混合后吹入鼻内或用山豆根粉喷喉内;鼻咽癌咯血、鼻衄严重者用桂圆核或陈葫芦、冰片吹入鼻、喉等;青黄散随证加减对口腔、咽喉部位之肿瘤或红肿、或溃破、或流血水均可适用。

十一、热熨法

热熨法是把药物加酒、醋炒热,布包熨于疼痛部位或相应的体表,使腠理疏通、气血流畅而起到活血止痛的治疗目的。

十二、塞法

塞法是将药物搞烂或研为细末,放在纱布上卷成条状或加工制成相应的栓剂,用于治疗阴道癌、子宫颈癌、直肠癌等有局部病灶者。如鼻咽癌用膏剂或用薄纸卷浸药汁,塞入耳、鼻、阴道、肛门等患处,以起到腐蚀肿瘤、消肿止痛的作用。

十三、熏法

熏法是把药物燃烧后,取其烟气上熏,借着药力与热力的作用,使腠理疏通、气血流畅而达到治疗目的的一种治法,包括神灯照法、桑柴火烘法、烟熏法等。

十四、浸渍法

浸渍法古称漏渍法,是把药物煎汤淋洗患部,使疮口洁净,祛除病邪,从而达到治疗目的的一种治疗方法。

十五、雾化吸入法

雾化吸入法是将药液以气雾状喷出,由呼吸道吸入的方法。此种方法简便,吸入时黏膜用药均匀,吸收面积较大,药物易于进入黏膜表皮细胞,起效快,临床常用于鼻咽部肿瘤。

十六、中药泡洗

中药泡洗是利用温热的中药药液对局部皮肤、经络.脏器反射区的刺激和药物通过皮肤的渗透、吸收,达到活血化瘀温阳利水、提高免疫能力等作用。对肿瘤患者化疗后双脚(手)冰凉、手足麻木不仁、手足色素沉着、局部水肿、失眠等有很好疗效。

十七、针灸

针灸包括针法与灸法,即用毫针、艾条等工具,加上一定的操作法,通过经络、腧穴的传导,起到温阳祛寒、活血散瘀、疏通经络、拔引蓄毒、调和气血等作用,从而治疗全身疾病,临床应用方便,无成瘾性和毒副作用。针刺法多用于癌性疼痛、癌性肠梗阻,以及化疗引起的骨髓抑制性恶心、呕吐等不良反应。

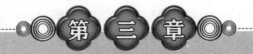

头颈部肿瘤

第一节 鼻 咽 癌

鼻咽癌为原发于鼻咽上皮细胞恶性程度较高的肿瘤,是常见的恶性肿瘤之一,男性居多,约为女性的 2 倍,可发生于各年龄段,大多发生在 30~50 岁。鼻咽癌具有明显的地域性、种族易感性及家庭聚集性。

一、临床表现

鼻咽癌早期常无明显症状,或仅见鼻塞、涕血或回缩性血涕、耳鸣及头痛等;晚期常有颈部淋巴结肿大及脏器转移。

(一)涕血和鼻出血

病灶位于鼻咽顶后壁者,用力向后吸鼻腔或鼻咽部分泌物时,轻者可引起涕血(即后吸鼻时"痰"中带血),重者可致鼻出血。肿瘤表面呈溃疡或菜花型者,此症状常见,而黏膜下型者则涕血少见。

(二)耳部症状

肿瘤在咽隐窝或咽鼓管圆枕区,由于肿瘤浸润,压迫咽鼓管咽口,出现分泌性中耳炎的症状和体征:单侧性耳鸣、听力下降等。临床上不少鼻咽癌患者即是因耳部症状就诊而被发现的。

(三)头痛

头痛为常见症状,占 68.6%,可为首发症状或唯一症状。早期头痛部位不固定,部位多在颞、顶部,且呈间歇性。晚期常为持续性偏头痛,部位固定。

(四)眼部症状

表现为视力障碍(可失明),视野缺损,向外视物呈双影、复视,眼球突出及活动受限,神经麻痹性角膜炎。眼底检查:视神经萎缩与水肿均可见到。滑车神经受侵时常引起向内斜视和复视,可与三叉神经同时受损。另外可出现眼睑下垂和眼球固定,与动眼神经和视神经损害有关。虽然鼻咽癌侵犯眼眶或与眼球相关的神经时已属晚期,但仍有部分患者以此症状就诊。

(五)面麻

面麻指面部皮肤麻木感,临床检查见痛觉和触觉减退或消失。肿瘤侵入海绵窦时可引起三叉神经第 1 支或第 2 支受损,肿瘤侵入卵圆孔、茎突前区、三叉神经第 3 支常引起耳郭前部、颞部、面颊部、下唇和颏部皮肤麻木或感觉异常。

(六)鼻部症状

原发癌浸润至后鼻孔区可致机械性堵塞,位于鼻咽顶前壁的肿瘤更易引发鼻塞。初发症状中鼻塞占 15.9%,确诊时则为 48.0%。

(七)舌肌萎缩和伸舌偏斜

舌肌萎缩和伸舌偏斜为鼻咽癌直接侵犯或淋巴结转移至茎突后区或舌下神经管。

(八)皮肌炎

皮肌炎可与鼻咽癌伴发。

(九)停经

停经罕见,与鼻咽癌侵入蝶窦和脑垂体有关。

(十)恶病质

恶病质可因全身器官功能衰竭死亡,也有因突然大出血而死亡者。

(十一)隐性鼻咽癌

颈部肿大淋巴结经病理切片证实为转移癌,但对各可疑部位多次检查或活检仍未能发现原发癌病灶,称为头颈部的隐性癌(原发灶位于胸、腹或盆腔者不属于此类)。有学者认为有下述情况者,可按鼻咽癌进行治疗:①颈深上组的转移癌,位置在乳突尖前下方与下颌角后方之间,且质地硬实者。②病理类型属低分化或未分化癌者。③来自广东或其他高发省籍,年龄在中年以上者。治疗后必须按月进行紧密随诊,以便发现异常及时确诊再修正治疗方案。

二、辅助诊断

(一)实验室检查

1.病理学检查

(1)活检:可采取经鼻腔径路或经口腔径路。活检如为阴性,对仍觉可疑者需反复行之,并密切随诊。

(2)颈淋巴结摘除活检或颈淋巴结细胞学穿刺涂片检查:若颈侧淋巴结肿大,且质硬者,应作颈淋巴结穿刺涂片检查。若鼻咽部无明显可疑病变,须考虑淋巴结摘除活检。一般在局麻下进行,术时应选择最早出现的坚硬淋巴结,争取连包膜整个摘出。如切除确有困难,可在肿块处作楔形活检,切取组织须有一定深度,并切忌挤压。术毕时术野不宜过紧过密地缝合。

(3)鼻咽脱落细胞学诊断:取材恰当,即时固定,染色和检查,可补充活检之不足。以下情况较适合本检查:①治疗过程中定期检查以动态观察疗效。②对于隐性癌者,可在多个部位分别取材送检;可用于群体性普查。

(4)细针抽吸细胞学(fine needle aspiration,FNA)检查:这是一种简便易行,安全高效的肿瘤诊断方法,近年来较为推崇。对疑有颈部淋巴结转移者可首先使用细针穿刺取得细胞。

2.肿瘤标志物检查

目前,临床上鼻咽癌的诊断尚无特异性肿瘤标志物。肿瘤标志物中鳞癌相关抗原对判断患者的病情、预后、疗效及转移复发有一定意义。

(二)影像学检查

1.鼻咽镜检查

鼻咽镜检查是诊断鼻咽癌最重要的方法之一,有间接鼻咽镜检查和纤维鼻咽镜检查,并可在鼻咽镜下取组织进行活检。

2.磁共振检查

磁共振成像(MRI)检查:MRI对软组织的分辨率比CT高。MRI检查可以确定肿瘤的部位、范围及对邻近结构的侵犯情况。对放疗后复发的鼻咽癌,MRI有独到的作用。它可以鉴别放疗后组织纤维化和复发的肿瘤。复发肿瘤呈不规则的块状,可同时伴有邻近骨和(或)软组织结构的侵犯,以及淋巴结肿大。放疗后的纤维化呈局限性增厚的块状或局限性的不规则的斑片状结构,与邻近组织的分界不清。在 T_1 加权像上,复发的肿瘤和纤维化组织多呈低信号;在 T_2 加权像上,复发肿瘤为高信号,而纤维组织呈低信号。

3.B超检查

B超检查已在鼻咽癌诊断和治疗中广泛应用,方法简便,无损伤,患者乐于接受。B超还可用于肝脏、颈、腹膜后和盆腔淋巴结的检查,了解有无转移及淋巴结的密度、有无囊性等。

三、分型

(一)大体分类

鼻咽癌常发生于鼻咽顶后壁的顶部,其次为侧壁,发生于前壁及底壁者极为少见。鼻咽癌的大体形态分为四种,即结节型、菜花型、黏膜下浸润型和溃疡型。

1.结节型

肿瘤呈结节或块状,临床多见。

2.菜花型

肿瘤呈菜花型,血管丰富,易出血。

3.溃疡型

肿瘤边缘隆起,中央凹陷,临床少见。

4.黏膜下浸润型

肿瘤向腔内突起,肿瘤表面有正常组织。

(二)病理类型

WHO分类将鼻咽癌分为非角化性癌、角化性鳞状细胞癌和基底样鳞状细胞癌3型。

1.非角化性癌

非角化性癌占鼻咽癌的95%以上,根据细胞的分化程度可再分为分化型和未分化型,两型在临床表现、预后上均无明显差异。一般而言,未分化型更多见,约占70%,分化型约占10%,混合型约占20%。当同一张切片出现两种形态时,以占优势的一型为主,或注明两种成分的比例。

2.角化性鳞状细胞癌

角化性鳞状细胞癌占鼻咽癌的3%～5%,细胞分化程度较非角化性癌高,但与非角化性癌相比,角化性鳞状细胞癌局部浸润性生长更占优势(76%：55%),颈部淋巴结的转移率则较非角化性癌明显低(29%：70%)。有研究显示,角化性鳞状细胞癌对放疗的敏感性较低,预后也较非角化性癌更差。

3.基底样鳞状细胞癌

基底样鳞状细胞癌是新加入的一型,即同时具有鳞状细胞和基底细胞样分化 2 种成分癌的结构。与头颈部其他部位的基底细胞样鳞状细胞癌比较,表现出较低的侵袭性生长的特性。

WHO 所指的鼻咽癌不包括发生在该部位的其他恶性肿瘤,如腺癌,而国内病理组织学分类则包括所有发生于鼻咽黏膜上皮和小涎腺的恶性肿瘤,应予注意。

四、分期

临床常用 AJCC 第 8 版分期(表 3-1、表 3-2)。

表 3-1　TNM 分级定义

肿瘤项目	分期
原发肿瘤(T)	TX:原发肿瘤无法评估
	T0:无原发肿瘤证据,但具有 EBV 阳性的颈部淋巴结累及
	Tis:原位癌
	T1:肿瘤局限于鼻咽,或侵犯口咽和/或鼻腔,无咽旁间隙累及
	T2:肿瘤侵犯咽旁间隙和/或邻近软组织累及(翼内肌、翼外肌、椎前肌)
	T3:肿瘤侵犯颅底骨质、颈椎、翼状结构和/或鼻旁窦
	T4:肿瘤侵犯颅内,累及脑神经、下咽、眼眶、腮腺和/或广泛的软组织区域浸润并超过翼外肌
区域淋巴结(N)	NX:区域淋巴结不能评价
	N0:无区域淋巴结转移
	N1:单侧颈部淋巴结转移,和/或单侧或双侧咽后淋巴结转移,最大径≤6 cm,环状软骨尾侧缘以上水平
	N2:双侧颈部淋巴结转移,最大径≤6 cm,环状软骨尾侧缘以上水平
	N3:单侧或双侧颈部淋巴结转移,最大径>6 cm,和/或侵犯环状软骨尾侧缘以下水平
远处转移(M)	M0:没有远处转移
	M1:有远处转移

表 3-2　鼻咽癌总体分期

分期	T	N	M
0 期	Tis	N0	M0
Ⅰ 期	T1	N0	M0
Ⅱ 期	T0-1	N1	M0
Ⅱ 期	T2	N0-1	M0

续表

分期	T	N	M
Ⅲ期	T0-2	N2	M0
Ⅲ期	T3	N0-2	M0
ⅣA期	T4	N0-2	M0
ⅣA期	AnyT	N3	M0
ⅣB期	AnyT	AnyN	M1

五、中医治疗

(一)治疗原则

1.宣肺、化痰、清热

鼻咽为呼吸之要道,和肺密切相关。鼻咽癌多见鼻塞,鼻涕腥臭,为热结、痰阻的表现,故治疗须以宣肺、清热、化痰为要。若热伤血络,出现涕血或衄血,则须清热凉血;若痰热上扰清窍,出现头痛、头晕,则须清肝、泻火、除痰。

2.顾护津液,祛瘀通络

鼻咽癌的病机特点除热结、痰阻外,由于痰热耗津,故津亏常于早、中期即可出现,放疗热毒伤阴,致津液亏耗更甚。至晚期,痰瘀郁久化热,瘀阻脉络,故治疗须时时顾护津液,佐以活血通络。

(二)辨证论治

1.肺热壅盛

(1)证候:鼻塞,涕中带血,有时鼻腔干燥,鼻出热气,头痛,咳嗽,颈部肿块。舌质红,苔薄黄,脉浮数或滑数。

(2)治法:宣肺清热,消痰散结。

(3)方药:银翘散加减。

(4)组成:金银花、连翘、桔梗、野菊花、苍耳子、重楼、象贝母、山豆根。

2.气郁痰凝

(1)证候:颈部肿块显露,鼻塞,痰多黏稠,涕厚黏腻,精神抑郁,耳堵塞感或耳鸣,苔厚腻,脉滑。

(2)治法:化痰解郁,软坚散结。

(3)方药:海藻玉壶汤加减。

(4)组成:海藻、夏枯草、生牡蛎、山慈菇、象贝母、半枝莲、苍耳子、山豆根。

3.肝郁火旺

(1)证候:头痛,耳鸣,鼻塞,鼻衄或血涕,口苦口渴,心烦易怒,大便干结,舌质红,苔黄或黄厚,脉数。

(2)治法:清肝泻火,解毒散结。

(3)方药:龙胆泻肝汤加减。

(4)组成:龙胆草、黄芩、栀子、地黄、山豆根、山慈菇、白花蛇舌草、郁金。

4.气滞血瘀

(1)证候:鼻塞,涕中带血色暗,头刺痛,入夜尤甚,或耳鸣,舌质暗红、边有瘀斑,苔薄,脉涩。

(2)治法:活血化瘀,理气通窍。

(3)方药:通窍活血汤加减。

(4)组成:桃仁、红花、当归、川芎、赤芍、八月札、苍耳子、茜草根、蜂房、天龙、地龙。

5.气阴两虚

(1)证候:鼻衄色红,口鼻干燥,咽干喜饮,干咳少痰,神疲乏力,舌质红,无苔或少苔,脉细数或细。

(2)治法:养阴清热,益气生津。

(3)方药:沙参麦冬汤加减。

(4)组成:北沙参、天冬、麦冬、玉竹、川石斛、玄参、地黄、蛇莓、白花蛇舌草、太子参。

6.肝肾阴虚

(1)证候:鼻塞乏力,头晕目眩,耳鸣耳聋,眼花目糊,口干欲饮,或五心烦热,形体消瘦,舌红少苔,脉细或沉细。

(2)治法:滋补肝肾,养阴清热。

(3)方药:杞菊地黄丸加减。

(4)组成:地黄、熟地黄、山茱萸、枸杞子、白菊花、牡丹皮、墨旱莲、女贞子、菟丝子。

(三)其他治法

可以使用针灸减轻放、化疗的并发症。

(1)鼻咽癌头痛甚者。①体针法:取巨髎透四白、合谷、支沟穴。常规皮肤消毒,快速进针,达到穴位深度,产生酸、麻、胀感,中等刺激,留针5~10分钟,每日1次,5日1个疗程。②耳穴针:取上颌透额,肾上腺透内鼻,神门透交感,中等刺激,留针 2 分钟。体针与耳针交替进行,疼痛剧烈时,体针与耳针并行。

(2)鼻咽癌放疗期间:①穴位:太阳、攒竹、阳白、鱼腰、四白、鼻通、迎香、下关、颊车、承浆、合谷、太溪等穴。方法:用 2.5～4 cm 毫针浅刺,并行小幅度捻转,平补平泻,以局部得气为度,留针 30 分钟,隔 10 分钟行针 1 次,隔日 1 次,10 日为 1 个疗程,疗程间休息 1 周。上穴任意分为 2 组,交替使用。②穴位:太阳、印堂、神庭、百会、内关、膻中、足三里等穴。方法:用 2.5～4 cm 毫针浅刺,并行小幅度捻转,平补平泻,得气为度,留针 30 分钟,隔 10 分钟行针 1 次,10 日为 1 个疗程,疗程间休息 1 周。

(3)鼻咽癌吹药:甘遂末、甜瓜蒂粉各 3 g,硼砂、飞辰砂各 1.5 g,混匀,吹入鼻内,切勿入口。

(4)三生滴鼻液:生南星、生半夏、紫珠草各等量,制成滴鼻液,每日数次滴鼻,适用于鼻咽癌患者鼻咽部分泌物多或有臭味者。本品有毒,需慎用。

(5)15％～20％醋制硇砂溶液:醋制硇砂粉 15～20 g,加蒸馏水至 100 mL,拌匀、溶解后粗滤。每日 3～4 次滴鼻。

第二节 食管肿瘤

食管肿瘤约占消化道肿瘤的 8％,分为恶性和良性两大类。恶性肿瘤中以食管癌最多见,约占 95％,其他恶性肿瘤包括肉瘤、淋巴瘤、转移瘤等;良性肿瘤中约 70％为平滑肌瘤。因食管癌比较常见,本节以食管癌为主要叙述对象。

一、临床表现

(一)早期食管癌

早期食管癌的症状往往并不明显,很多患者因此而忽略,这也是食管癌早期发现困难的主要原因。早期的主要症状有胸骨后不适、进食后轻度哽噎感、疼痛、异物感、闷胀不适感、烧灼感或进食后食物停滞感等。上述症状常间断出现,也可以持续数年。亦有患者仅表现为吞咽时疼痛不适或有异物感。临床上,很多早期食管癌患者常常在确诊后,经医师提示询问时才发觉有上述症状。

(二)进展期食管癌

进展期食管癌因肿瘤生长浸润,造成管腔狭窄而出现食管癌的典型症状,归纳有以下几点：①进行性的吞咽困难；②胸骨后疼痛；③呕吐；④贫血、体重下降、泛酸等。

晚期食管癌的症状多为肿瘤压迫、浸润周围组织和器官而产生。①压迫气管引起咳嗽，呼吸困难。穿破气管而发生气管食管瘘时，可发生进食呛咳、发热、咳脓臭痰，肺炎或肺脓肿形成。②侵犯喉返神经引起声音嘶哑，侵犯膈神经而致膈神经麻痹，则发生呼吸困难或膈肌反常运动。③侵犯纵隔则可引起纵隔炎和致命性大呕血。④肿瘤转移可引起锁骨上淋巴结肿大、肝大、黄疸、腹块、腹水及骨骼疼痛等。极少数病例肿瘤向食管腔内生长较慢，而向食管外侵犯和转移出现较早，吞咽困难症状不明显，首先引起患者注意的是声音嘶哑，或者是颈部淋巴结肿大，此类患者往往以声音嘶哑前来就诊。⑤恶病质，表现为极度消瘦和衰竭。

二、辅助检查

(一)实验室检查

1.病理学检查

(1)内镜活检：内镜下取活检标本，进行病理学检查，判断病变性质，指导后续治疗。早期食管癌分为隐伏型(充血型)、糜烂型、斑块型和乳头型，其中隐伏型最早、为原位癌，乳头型相对较晚。晚期食管癌分为髓质型、蕈伞型、溃疡型和缩窄型，以髓质型最多见，约占60%。组织学分类为鳞状细胞癌、腺癌、小细胞未分化癌和癌肉瘤，其中鳞状细胞癌占绝大多数。

(2)切除活检：先做肿物整块切除，冰冻切片病理确诊后行食管癌手术。

2.肿瘤标志物检查

肿瘤标志物的测定在食管癌的诊断上只能起辅助作用，但在疗效监测和预后判断方面有一定的帮助。

(1)鳞状相关抗原(squamous cell carcinoma antigen,SCC)是一种相对分子质量为48 000的糖蛋白，属于肿瘤相关抗原TA-4的亚基，存在于鳞癌细胞质内，是最早用于诊断鳞癌的肿瘤标志物。血清SCC水平的升高，其浓度随病期的加重而增高。食管癌患者SCC的阳性率约为31.3%，肝炎、肝硬化、肺炎、肾衰竭等患者，血清SCC水平也有一定程度的升高。

(2)CEA是一种广谱的肿瘤标志物，胃肠道恶性肿瘤时，可见血清CEA水平升高。CEA不是诊断某种恶性肿瘤的特异性指标，但在鉴别诊断、病情监测、疗效评价等方面有一定的价值。

（3）食管癌在我国属高发癌症之一，以鳞状上皮癌最多见。动态测定细胞角蛋白 19 片段浓度对于食管癌的病情判断、治疗方法的选择、疗效观察、预测复发都具有重要的意义。

（二）影像学检查

1.X 线检查

X 线钡餐检查是诊断食管癌和贲门癌的重要手段。典型的食管癌 X 线特征表现为黏膜破坏，不规则充盈缺损，大小不等的龛影形成，管腔狭窄，管壁僵硬，病灶上方管腔扩张。

2.CT 检查

食管的 CT 检查是对食管钡剂造影的重要补充。CT 能显示肿瘤侵犯范围及其与周边器官的关系，对淋巴结转移的诊断亦优于食管钡餐。CT 对肿瘤外侵诊断的准确率为 90% 左右，其敏感度及特异度均为 90%；对淋巴结诊断的准确率为 70%，而对 >1 cm 的纵隔淋巴结诊断的准确率为 90%。

3.腔内超声显像

食管腔内超声显像对于局限于黏膜层的食管癌的诊断优于食管钡餐检测，对于肿瘤侵犯深度和胸腔内淋巴结转移的诊断亦优于 CT 及 MRI，其与 CT 结合时判断 TNM 分期更准确。主要缺点是对肿瘤侵犯范围的整体显像不如 CT、MRI 直观，遇到食管内严重狭窄者，探头难以通过。急性上呼吸道感染、近期咯血或呕血、严重的心肺功能不全、重症高血压、严重的脊柱畸形、主动脉瘤、颈椎结核及喉结核是其禁忌证。

三、分型

（一）大体分型

1.髓质型
病变以食管壁增厚为特点，边缘坡状隆起。

2.蕈伞型
肿瘤边缘隆起，唇状/蘑菇样外翻，表面可伴有浅溃疡。

3.溃疡型
病变中央有明显溃疡，通常伴有边缘隆起。

4.缩窄型
以管腔明显狭窄为特点，患者的吞咽困难症状明显。

5.腔内型

病变呈现蘑菇样或息肉样,伴有/无带蒂。

(二)组织分型

病理组织分型多参考食管癌 WHO 分类,将食管癌分为鳞状细胞癌(非特殊型)、腺癌(非特殊型)、腺鳞癌、腺样囊性癌、黏液表皮样癌、未分化癌(非特殊型)、神经内分泌肿瘤(非特殊型)、神经内分泌癌、混合性神经内分泌-非神经内分泌癌。

四、分期

主要采用 UICC/AJCC TNM 分期系统(表 3-3、表 3-4、表 3-5)。

表 3-3　TNM 的定义

肿瘤项目	分期
原发肿瘤(T)	TX:原发肿瘤无法评估
	T0:无原发肿瘤证据
	Tis:高级别上皮内瘤变/异型增生
	T1:肿瘤侵及固有层、黏膜肌层或黏膜下层
	T1a:肿瘤侵及黏膜固有层或黏膜肌层
	T1b:肿瘤侵及黏膜下层
	T2:肿瘤侵及固有肌层
	T3:肿瘤侵及食管纤维膜
	T4:肿瘤侵犯邻近结构
	T4a:肿瘤侵及胸膜、心包、奇静脉、膈肌或腹膜
	T4b:肿瘤侵及其他邻近结构,如主动脉、椎体或气道
区域淋巴结(N)	NX:区域淋巴结不能评价
	N0:无区域淋巴结转移
	N1:1～2 枚区域淋巴结转移
	N2:3～6 枚区域淋巴结转移
	N3:≥7 枚区域淋巴结转移
远处转移(M)	M0:没有远处转移
	M1:有远处转移
分化程度(G)	GX:无法评估分化程度
	G1:高分化
	G2:中分化
	G3:低分化,未分化

续表

肿瘤项目	分期
肿瘤位置(L)	X:无法定位
	上段:颈段食管,至奇静脉的下缘
	中段:奇静脉下缘,至下肺静脉下缘
	下段:下肺静脉下缘,至胃食管交界

表 3-4　食管鳞癌分期

分期	T	N	M	G	L
0 期	Tis	N0	M0	N/A	Any
Ⅰ A 期	T1a	N0	M0	G1	Any
Ⅰ B 期	T1a	N0	M0	G2-3	Any
Ⅰ A 期	T1a	N0	M0	GX	Any
Ⅰ B 期	T1b	N0	M0	G1-3	Any
Ⅰ B 期	T1b	N0	M0	GX	Any
Ⅰ B 期	T2	N0	M0	G1	Any
Ⅱ A 期	T2	N0	M0	G2-3	Any
Ⅱ A 期	T2	N0	M0	GX	Any
Ⅱ A 期	T3	N0	M0	Any	Lower
Ⅱ A 期	T3	N0	M0	G1	Upper/middle
Ⅱ B 期	T3	N0	M0	G2-3	Upper/middle
Ⅱ B 期	T3	N0	M0	GX	Any
Ⅱ B 期	T3	N0	M0	Any	LocationX
Ⅱ B 期	T1	N1	M0	Any	Any
Ⅲ A 期	T1	N2	M0	Any	Any
Ⅲ A 期	T2	N1	M0	Any	Any
Ⅲ B 期	T2	N2	M0	Any	Any
Ⅲ B 期	T3	N1-2	M0	Any	Any
Ⅲ B 期	T4a	N0-1	M0	Any	Any
Ⅳ A 期	T4a	N2	M0	Any	Any
Ⅳ A 期	T4b	N0-2	M0	Any	Any

续表

分期	T	N	M	G	L
ⅣA 期	AnyT	N3	M0	Any	Any
ⅣB 期	AnyT	AnyN	M1	Any	Any

表 3-5　食管腺癌分期

分期	T	N	M	G
0 期	Tis	N0	M0	N/A
Ⅰ A 期	T1a	N0	M0	G1
Ⅰ A 期	T1a	N0	M0	GX
Ⅰ B 期	T1a	N0	M0	G2
Ⅰ B 期	T1b	N0	M0	G1-2
Ⅰ B 期	T1b	N0	M0	GX
Ⅰ C 期	T1	N0	M0	G3
Ⅰ C 期	T2	N0	M0	G1-2
Ⅱ A 期	T2	N0	M0	G3
Ⅱ A 期	T2	N0	M0	GX
Ⅱ B 期	T1	N1	M0	Any
Ⅱ B 期	T3	N0	M0	Any
Ⅱ A 期	T1	N2	M0	Any
Ⅲ A 期	T2	N1	M0	Any
Ⅲ B 期	T2	N2	M0	Any
Ⅲ B 期	T3	N1-2	M0	Any
Ⅲ B 期	T4a	N0-1	M0	Any
ⅣA 期	T4a	N2	M0	Any
ⅣA 期	T4b	N0-2	M0	Any

五、中医治疗

(一)治疗原则

(1)食管癌初期为标实,气结、痰阻、血瘀,故应早用行气化痰、活血化瘀之品。人体的气血互用,为人体生命活动的动力和源泉。"气为血之帅,血为气之母;气行则血行,气滞则血瘀。"肿瘤的生长多与气滞血瘀,痰湿结聚有关。因此素体痰湿较重,又多忧虑之人,易气机不畅,痰气交阻,气滞血瘀。食管癌早期患者,多属痰气交阻或气滞血瘀型。因此,在对食管癌早期治疗中,行气化痰、活血化瘀不仅有利于食管癌的治疗,也预防了食管癌的早期转移。

(2)食管癌晚期为本虚,气血双亏,阴阳枯竭,因此气血双补、滋阴壮阳势在必行。食管癌患者进食困难,特别是晚期食管癌患者,食管近于梗阻,饮食不入,化源不足,则气血双亏,又由于癌毒在体内运营周身,恶病质力量与日俱增,机体无力抗邪,阴损及阳,最终阴枯阳竭。还有些接受化疗或放疗的患者,虽然癌毒得损,但正气亦损,故晚期患者虽有邪在,亦应补虚,再加上部分抗肿瘤之品,则能明显提高晚期患者的生存质量。

(3)保胃气应贯穿食管癌的治疗始终。食入于胃,则气血生化有源,气盛血充,津液化生,胃精旺而机体壮,抗邪有力;反之正不胜邪,则癌毒很快扩充周身。胃气不衰,则机体不衰,胃气衰败则机体衰败,特别是食管癌患者,食道梗阻,胃气不得食充而易伤,所以临床用药宜保胃气。过于寒凉有伤胃阳,过于温燥反伤胃阴,过于滋腻使气机受阻,腐熟受纳功能停滞,故寒凉、温燥、滋腻之品均应慎用。同时有些有毒的抗癌药物,虽然对食管癌的治疗有很大帮助,但对机体的毒副作用亦甚明显,应慎用之。

(二)辨证论治

1.痰气互结证

(1)证候:吞咽不顺,食入不畅,时有嗳气不舒,胸膈痞闷,伴有隐痛,舌淡质红,舌苔薄白,脉细弦。多见于食管癌早期。

(2)治法:开郁降气,化痰散结。

(3)方药:半夏厚朴汤加减。

(4)组成:半夏、厚朴、茯苓、紫苏、党参、生姜、大枣、柴胡、赤芍、白芍、枳实、白术、甘草、藤梨根、夏枯草、蜂房、天龙。

2.气滞血瘀证

(1)证候:吞咽困难,胸背疼痛,甚则饮水难下,食后即吐,吐物如豆汁,大便燥结,小便黄赤,形体消瘦,肌肤甲错,舌质暗红少津或有瘀斑、瘀点,舌苔黄腻,脉细涩。

(2)治法:活血化瘀,理气散结。

(3)方药:血府逐瘀汤加减。

(4)组成:桃仁、红花、当归、地黄、牛膝、川芎、桔梗、赤芍、枳壳、甘草、柴胡、半夏、制南星、夏枯草、天龙。

3.阴津亏损证

(1)证候:进食哽噎不顺,咽喉干痛,潮热盗汗,五心烦热,大便秘结,舌干红少苔,或舌有裂纹,脉细而数。

(2)治法:滋阴润燥,清热生津。

(3)方药:一贯煎加减。

(4)组成:北沙参、麦冬、当归、地黄、枸杞子、川楝子、白术、茯苓、夏枯草、蛇六谷、石斛。

4.气虚阳微证

(1)证候:饮食不下,泛吐清水或泡沫,形体消瘦,小便清长,乏力气短,面色苍白,形寒肢冷,面足水肿,舌质淡,脉虚细无力。

(2)治法:温阳开结,补气养血。

(3)方药:当归补血汤合桂枝人参汤加减。

(4)组成:当归、黄芪、白术、白芍、干姜、桂枝、甘草、人参、半夏、肉苁蓉、天龙、蛇六谷。

(三)其他治法

1.中药敷贴

(1)软坚散结膏:以当归尾、瓜蒌、川羌、白芷、玄明粉、木鳖子、三棱、白及、白蔹、地黄、黄芪、天花粉、川乌等20余种药物,以麻油、铅丹熬制成膏药。用时摊在布上,均匀撒上散坚丹(明矾、冰片、樟脑等药物),贴于病灶对应处,也可贴于肿大的淋巴结处,1周1换,消癌肿、止痛,功效甚佳。

(2)蟾酥膏:以蟾酥、生川乌、重楼、大戟等20余种中药,制成膏药,外用橡皮膏敷于患处,以镇痛、消瘤。

2.针刺

食管癌多选择天鼎、天突、膻中、上脘、内关、足三里、膈俞、合谷。病灶在颈段者,加扶突、气舍、风门等;在中段者,加气户、俞府、承满、肺俞、心俞等;在下段者,加期门、不容、承满、梁门等。如兼胸骨后痛配华盖;背痛配外关、后溪;进食困难或滴水不进者重刺内关;食管内出血者配尺泽、列缺、曲泽;痰多者灸大椎、中府、中魁,针风门、肺俞、列缺、合谷,均采用毫针刺法,平补平泻,每日1次。

第三节　甲状腺肿瘤

甲状腺肿瘤是头颈部常见的肿瘤,女性多见。按病理类型甲状腺肿瘤可分为良性及恶性两大类。甲状腺良性肿瘤多为甲状腺腺瘤,如滤泡性腺瘤、许特莱细胞腺瘤等。甲状腺癌是起源于甲状腺滤泡细胞和滤泡旁细胞的恶性肿瘤,其发病率近年来呈上升趋势,发病人数也迅速增加,故本节以甲状腺癌为主进行叙述。

一、临床表现

大多数甲状腺肿瘤患者早期没有临床症状,通常在体检时通过甲状腺触诊和颈部超声检查而发现。合并甲状腺功能异常时可出现相应的临床表现,如甲状腺功能亢进或甲状腺功能减退。甲状腺肿瘤较大或颈侧区淋巴结转移时,颈部可触及肿物。晚期局部疼痛和压迫症状,常可压迫气管、食管,使气管、食管移位。肿瘤局部侵犯严重时可出现声音嘶哑、吞咽困难或交感神经受压引起Homer 综合征,侵犯颈丛可出现耳、枕、肩疼痛等症状。颈淋巴结转移引起的颈部肿块在未分化癌发生较早。晚期肿瘤可出现骨转移和肺转移。甲状腺髓样癌由于肿瘤本身可产生降钙素和 5-羟色胺,可引起腹泻、心悸、面色潮红等症状。部分髓样癌患者属于多发神经内分泌肿瘤的一个表现,可伴有甲状旁腺增生和嗜铬细胞瘤等,术前应注意明确诊断。

颈部有时可触及甲状腺肿大或结节,典型体征包括:结节形状不规则,质地硬,边界不清;早期可随吞咽运动上下移动,晚期多不能移动,与周围组织粘连固定。若伴颈部淋巴结转移,可触诊颈部淋巴结肿大。

二、辅助检查

(一)实验室检查

1.病理学检查

(1)FNA 检查:FNA 检查是目前术前定性诊断甲状腺结节最常用的方法,具有安全、方便、便宜和准确性较高等优点。由于其能直接获得肿瘤细胞,通过细胞病理学的检查方法,根据肿瘤细胞的形态特征能准确地做出诊断,此项技术已在国内外相当多的医疗机构得以广泛应用,加上辅助超声引导穿刺的技术,对甲状腺乳头状癌诊断的准确率可达到 90% 以上,与术中冷冻切片检查结果相当。当同时伴有颈部淋巴结肿大时,FNA 检查还能在术前鉴别有无淋巴结转移,对临床治疗有重要的参考价值。

(2)手术活检:手术中组织切除检查是甲状腺癌确诊的金标准及临床分期的依据。

2.肿瘤标志物检查

肿瘤标志物检查包括甲状腺球蛋白(thyroglobulin,Tg)、降钙素和癌胚抗原。Tg 是甲状腺产生的特异性蛋白,但血清 Tg 测定对鉴别甲状腺结节良、恶性缺乏特异性价值。因此,临床上一般不将血清 Tg 测定用于分化型腺癌(differentiated thyroid cancer,DTC)的术前诊断。DTC 患者治疗后的随访阶段,血清 Tg 变化是判别患者是否出现肿瘤复发的重要手段,可将血清 Tg 用于监测 DTC 术后的复发和转移。对于已清除全部甲状腺组织的 DTC 患者,血清 Tg 升高提示有肿瘤复发可能,应进一步检查。对于未完全切除甲状腺的 DTC 患者,仍然建议术后定期(每 6 个月)测定血清 Tg,术后血清 Tg 水平呈持续升高趋势者,应考虑甲状腺组织或肿瘤生长,需结合颈部超声等其他检查进一步评估。DTC 随访中的血清 Tg 测定包括基础 Tg 测定(促甲状腺素抑制状态下)和促甲状腺素(thyroid stimulating hormone,TSH)刺激后(TSH>30 U/mL)的 Tg 测定。为更准确地反映病情,可通过停用左旋甲状腺素或应用重组人促甲状腺素(recombinant human thyrotropin,rhTSH)的方法,使血清 TSH 水平升高至 >30 mU/L,之后再行 Tg 检测,即 TSH 刺激后的 Tg 测定。停用左旋甲状腺素和使用 rhTSH 后测得的 Tg 水平具有高度的一致性。复发风险分层为中、高危的 DTC 患者,必要时可检测 TSH 刺激后 Tg。应注意,Tg 应该与 TgAb 同时检测。如果 TgAb 升高,则无法通过 Tg 判断 DTC 有无复发。如果 DTC 细胞的分化程度低,不能合成和分泌 Tg 或产生的 Tg 有缺陷,也无法用 Tg 进行随访。对查体可触及的,以及超声发现的可疑颈部淋巴结,淋巴结穿刺针洗脱液的 Tg 水平测定,可提高发现 DTC 淋巴结转移的敏感性。MTC 患者建议在治疗前同时检测血清降钙素和 CEA,并在治疗后定期监测血清水平变化,如果超过正常范围并持续增高,特别是当降钙素≥150 pg/mL 时,应高度怀疑病情有进展或复发。血清降钙素和 CEA 检测,有助于髓样癌患者的疗效评估和病情监测。

(二)影像学检查

1.超声检查

超声包括 B 超和彩色多普勒超声。B 超可较敏感地反映甲状腺肿物的大小、数目、囊实性和有无钙化等,是甲状腺癌诊断的常规检查;而彩色多普勒超声则可显示甲状腺肿物及肿大淋巴结内的血流情况,对鉴别良、恶性病变很有帮助。甲状腺癌的超声检查一般表现为边界不清,内部回声不均匀,多数呈实质性低弱回声,后方回声减弱,瘤体内常见钙化强回声,血流紊乱等声像特点。另外,超声造影和数字化超声实时组织弹性成像,为甲状腺癌的早期检测诊断和良、恶性鉴别提供了新的手段。

2.放射性核素检查

放射性核素检查,尤其是 ^{131}I 的扫描在甲状腺癌的诊断中已被广泛地应用,早期一直是甲状腺癌的常规检查,但近年来有逐渐被 B 超和 CT 检查所取代的趋势。大多数分化型甲状腺癌都有摄碘功能,核素显像表现为温结节,而髓样癌和未分化癌则常为冷结节或凉结节,且由于显像上较难与甲状腺腺瘤囊性变或甲状腺单纯囊肿相鉴别,故目前 ^{131}I 的扫描仅主要用于异位甲状腺的诊断、甲状腺癌远处转移灶的诊断及核素治疗前摄碘率的检测。随着放射性核素诊断技术的更新,一些新的设备及新的方法被应用于甲状腺癌的诊断,特别是当甲状腺肿物为冷结节或凉结节,利用易被肿瘤细胞摄取的亲肿瘤显示剂进行核素常规和延迟扫描可以鉴别甲状腺肿瘤的良、恶性,不同类别的亲肿瘤显像剂阳性提示不同类别的甲状腺癌,如 ^{201}TI 阳性提示分化型甲状腺癌,其特异度为 70%~80%,而 ^{99m}Tc-二巯基丁二酸肾静态显像阳性提示甲状腺髓样癌,其灵敏度>80%,特异度为 100%。

三、分型

根据 WHO 的定义,甲状腺肿瘤的组织学分类主要分为发育异常、滤泡细胞源性肿瘤、甲状腺 C 细胞源性癌、髓样和滤泡细胞源性混合癌、唾液腺型甲状腺癌、组织发生不确定性的甲状腺肿瘤、甲状腺内胸腺肿瘤、胚胎性甲状腺肿瘤。

四、分期

具体分期标准(表 3-6、表 3-7、表 3-8)。

表 3-6　甲状腺癌 TNM 分期

肿瘤项目	分期
原发肿瘤(T)	TX:原发肿瘤无法评估
	T0:无原发肿瘤证据
	T1:肿瘤局限于甲状腺,最大径≤2 cm
	T1a:肿瘤局限于甲状腺,最大径≤1 cm
	T1b:肿瘤局限于甲状腺,1 cm<最大径≤2 cm
	T2:肿瘤局限于甲状腺,2 cm<肿瘤直径≤4 cm
	T3:肿瘤局限于甲状腺,肿瘤直径>4 cm,或者甲状腺外浸润,仅累及带状肌群
	T3a:肿瘤局限于甲状腺,肿瘤直径>4 cm
	T3b:任何大小肿瘤,甲状腺外浸润,仅累及带状肌群(胸骨舌骨肌、胸骨甲状肌、甲状舌骨肌、肩甲骨肌)

续表

肿瘤项目	分期
	T4:甲状腺外浸润
	T4a:任何大小肿瘤甲状腺外浸润,包括皮下软组织、喉、气管、食管、喉返神经
	T4b:任何大小肿瘤甲状腺外浸润,包括椎前筋膜、或包绕颈动脉或纵隔血管
区域淋巴结(N)	NX:区域淋巴结不能评价
	N0:无区域淋巴结转移
	N0a:细胞学或者组织学确定良性的淋巴结
	N0b:无影像学或者临床检查发现淋巴结转移
	N1:区域淋巴结转移
	N1a:单侧或者双侧Ⅵ或Ⅴ区淋巴结转移
	N1b:单侧或者双侧Ⅵ或Ⅴ区淋巴结转移
远处转移(M)	M0:没有远处转移
	M1:有远处转移

表 3-7　甲状腺分化性癌分期

分期	T	N	M	Y(年龄)
Ⅰ期	AnyT	AnyN	M0	<55
Ⅰ期	T1	N0/NX	M0	≥55
Ⅰ期	T2	N0/NX	M0	≥55
Ⅱ期	AnyT	AnyN	M1	<55
Ⅱ期	T1	N1	M0	≥55
Ⅱ期	T2	N1	M0	≥55
Ⅱ期	T3a/T3b	AnyN	M0	≥55
Ⅲ期	T4a	AnyN	M0	≥55
ⅣA期	T4b	AnyN	M0	≥55
ⅣB期	AnyT	AnyN	M1	≥55

表 3-8　甲状腺未分化癌分期

分期	T	N	M
ⅣA期	T1-T3a	N0/NX	M0
ⅣB期	T1-T3a	N1	M0
ⅣB期	T3b	AnyN	M0
ⅣB期	T4	AnyN	M0
ⅣC期	AnyT	AnyN	M1

五、中医治疗

(一)治疗原则

中医治疗甲状腺癌的治疗原则:对肿瘤为祛毒抗邪;对人体为扶正培本,纠正脏腑气血失调。具体治法:治肿瘤当以寒热之剂扫荡之,以平性之剂抑杀之,辅之以消痰软坚、祛瘀散结之药;调人体则虚则补之,实者调之。气虚者益气,血不足者补血,阴虚者滋其阴,阳亏虚者温里,气郁者理气,血瘀者活血,痰积者化痰散结。郁久化热者宜清热泻火。临床注重中西医配合,根据病情,合理安排中西医治疗方法与时机。

不同的阶段,治疗原则也不同:甲状腺癌术后,有部分患者会出现声音嘶哑,可在中医辨证基础上配合利咽开音中药,常用蝉蜕、射干、玄参、木蝴蝶。随着甲状腺素的补充,可能会出现轻度甲状腺功能亢进的症状,表现为心慌、汗出、急躁等,可以调整治则,以养阴清热为主,给予知柏地黄丸或大补阴丸加减。

按照甲状腺癌的术后治疗常规,需要将 TSH 降到 0.1 ng/L 以下,但临床上一些地区的患者很难降到 0.1 ng/L 以下,所以根据临床实际情况一般将 TSH 控制在 0.1～0.5 ng/L 即可。临床也有部分患者口服左旋甲状腺素(优甲乐)后 TSH 指标控制不佳,可以重用益气温肾之剂(黄芪、淫羊藿、仙茅等)。

(二)辨证论治

1.肝气郁结

(1)证候:颈前瘿瘤隆起,逐渐增大,质硬或坚,胀痛、压痛,吞咽稍动或固定不移,颈部憋胀不适,或妨碍呼吸和吞咽,伴胸闷,善太息,或胸胁窜痛,病情随情志因素波动,舌质淡,苔薄白,脉弦。

(2)治法:疏肝理气,消瘿散结。

(3)方药:四逆散加减。

(4)组成:柴胡、白芍、枳实、炙甘草、蒲公英、生麦芽、浙贝母、僵蚕。

2.痰湿凝结

(1)证候:颈前瘿瘤隆起,逐渐增大,质硬或有结节,胀痛、压痛,吞咽稍动或固定不移,颈部憋胀不适,或妨碍呼吸和吞咽,肿块经久不消,伴胸闷气憋,食少纳呆,口淡乏味,恶心泛呕,肢体困重,舌淡,苔白或腻,脉弦滑。

(2)治法:健脾理气,化痰散结。

(3)方药:六君子汤加减。

(4)组成:党参、炒白术、姜半夏、陈皮、白茯苓、炙甘草、郁金、薏苡仁。

3.痰瘀互结

(1)证候:颈前瘿瘤质地坚硬、增大,固定不已,按之较硬或有结节,颈前刺痛,胸闷食欲缺乏,或伴颈前、双侧瘰疬丛生,舌质青紫、有瘀斑或瘀点,舌苔薄白或白腻,脉弦或涩。

(2)治法:理气化痰,散瘀破结。

(3)方药:二陈汤合桃红四物汤加减。

(4)组成:姜半夏、陈皮、白茯苓、炙甘草、桃仁、红花、当归、川芎、白芍、穿山甲、土鳖虫。

4.阴虚内热

(1)证候:心悸不宁,气短乏力,心烦少寐,易出汗,眼目干涩,口舌干燥,五心烦热,头晕目眩,形体消瘦,舌质红或红紫,苔少,脉细数。

(2)治法:滋阴降火,软坚散结。

(3)方药:知柏地黄丸加减。

(4)组成:知母、黄柏、熟地黄、山茱萸、山药、白茯苓、泽泻、牡丹皮、龟甲、砂仁。

(三)其他治法

针灸疗法。①局部取穴:以左手拇指、示指固定肿物,在结节周边将针刺入皮下,然后针尖向内斜,一直刺到结节基底部。根据结节大小,共刺6～8针。另在结节皮肤正中,将一枚针直刺到结节的基底部。注意勿刺伤喉返神经。②扬刺取穴:足阳明经之人迎、气舍、天突,瘿瘤顶部中心及四周,于人迎、气舍、天突及瘿瘤顶部中心,垂直刺入毫针各一支,再于瘿瘤四周取45°向心刺入毫针一支,深度以达瘿瘤中心为度,不可刺穿对侧囊壁。留针15～20分钟,每3日针1次,10次为1个疗程。

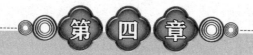

第四章

胸 部 肿 瘤

第一节 肺 癌

肺癌又称原发性支气管肺癌,是指原发于各级支气管黏膜或腺体的恶性肿瘤。肺癌是目前全球最常见的恶性肿瘤,随着发病率的逐年升高,已成为癌症死亡的主要原因。肺癌的发病是一个多因素相互作用的结果。

一、临床表现

肺癌的症状没有特异性。如果肺癌的高危人群(吸烟者,有石棉、射线、放射性元素氡接触史者,原因不明的纤维化性肺泡炎和全身硬化症患者)出现咯血、咳嗽、胸痛、呼吸困难、喘息或喘鸣、声音嘶哑,或反复发作的肺炎,或由于支气管阻塞使发作的肺炎吸收缓慢、吞咽困难等,均应考虑肺癌的可能性。50%左右的肺癌患者早期症状为体重减轻,衰弱或食欲缺乏。肺癌发展到晚期,常出现脑、肝、骨或肾上腺转移的症状。肺癌患者还会出现异位内分泌综合征表现,如周围神经疾病、皮肌炎或激素(如抗利尿激素、促肾上腺皮质激素、甲状旁腺激素)分泌失调综合征等。下列体征可增加支气管肺癌的诊断准确性。

(1)杵状指,伴有或无肥大性骨关节病。

(2)可触及的淋巴结,特别是锁骨上区;孤立的腋下淋巴结肿大很少是由肺癌引起。

(3)肺不张、实变或胸膜腔积液,但属非特异性的。

(4)上腔静脉阻塞。

(5)上臂感觉丧失,小鱼际肌肌力减弱,Horner 综合征。

(6)肝脏不规则增大,脑、骨、皮肤或其他部位的转移体征。在高度危险的患者中,多为支气管肺癌所致。

二、辅助检查

(一)实验室检查

1.病理学检查

(1)痰细胞学检查:在 60%~80% 的中央型肺癌及 15%~20% 的外周型肺癌患者中,可通过重复的痰细胞学检查发现阳性结果。

(2)纤维支气管镜检查:通过纤维支气管镜行经支气管活检,2/3 的患者可有阳性结果。

(3)经皮肺穿刺细针活检:对外周型肺癌,在 CT 引导下经皮肺穿刺,可取得阳性结果。

(4)淋巴结穿刺:增大变硬的外周淋巴结,尤其是锁骨上淋巴结,进行穿刺活检可取得阳性结果。

(5)经气管镜超声引导针吸活检:对于肺门或纵隔淋巴结肿大的患者可行该项检查,并可协助肺癌分期。

(6)纵隔镜检查:对于有纵隔肿物、或纵隔淋巴结肿大的患者,纵隔镜检查可进一步明确诊断。

2.肿瘤标志物检查

肿瘤标志物是重要的辅助检查方法,目前多作为参考。综合应用常规检查方法后,80%~90% 的肺癌患者可以确诊。多巴脱羧酶、神经元特异性烯醇化酶、胃泌素和铃蟾肽、神经降压素和肌酸激活酶等标志物对小细胞肺癌的诊断有较好的敏感性和特异性。癌胚抗原诊断肺癌的阳性率为 40%~60%。癌性胸腔积液和气管洗涤液中的 CEA 常明显增高。肺癌易误诊为肺结核(有 40%~48% 的肺癌在早期可误诊为肺结核),肺脓肿,肺炎,皮肌炎,肺良性肿瘤(如错构瘤、血管瘤、纤维瘤、脂肪瘤)等。

(二)影像学检查

1.胸部 X 线检查

该项检查是重要的检查项目,但应注意以下几点。大多数周围型肿瘤直径 >1 cm 时胸部 X 线片上才能见到,中央型肿瘤可由于生长在大气道内或"隐藏"在纵隔内,以致发现时已长得很大。如果怀疑肿瘤生长在大气道内,断层或气管斜位片可能是有用的,但支气管内镜检查是更为肯定的诊断方法。

2.CT

对术前发现胸内淋巴结最有价值,并可了解肿大淋巴结的部位,协助确定外科手术范围,可区分肿块是来自纵隔还是肺或胸膜,能了解肿瘤侵犯的部位和范围,如心包和胸膜积液,胸壁、横膈、肋骨等。能搜索位于隐蔽部位的病灶,隐蔽部位病灶最多见于脊柱旁槽,其他如肺尖、肺门区、膈面上下部、侧胸壁处等。如搜索较小病灶时可采用<1 cm 的薄层分层,以免遗漏。

3.MRI

与 CT 相比,MRI 有其独特的优越性,主要是可区分血管和实质性病变,区分肺门血管和肺门淋巴结。其缺点是费用较高,隆突下或纵隔内因有脂肪组织存在,MRI 诊断该处淋巴结肿大时的假阳性率较高。

三、分型

肺癌按组织病理学分类,可分为小细胞肺癌(约占肺癌总数的 20%)和非小细胞肺癌(约占肺癌总数的 80%),而非小细胞肺癌又可分为腺癌、鳞癌、大细胞癌等类型。

四、分期

国际肺癌研究会和国际抗癌联盟依据不同临床和病理制订 TNM 肺癌分期系统第 8 版(表 4-1、表 4-2)。

表 4-1　AJCC/UICC 肺癌 TNM 定义

肿瘤项目	分期
原发肿瘤(T)	TX:原发肿瘤大小无法测量;或痰脱落细胞、支气管灌洗液中找到癌细胞,但影像学检查和支气管镜检查未发现肿瘤
	T0:无原发肿瘤证据
	Tis:原位癌
	T1:肿瘤最大直径≤3 cm,局限于肺和脏层胸膜内;支气管镜见肿瘤可侵及叶支气管,未侵及主支气管
	T1a:肿瘤最大径≤1 cm;任何大小的表浅扩散型肿瘤,但局限于气管壁或近端主支气管壁
	T1b:肿瘤最大径>1 cm,≤2 cm
	T1c:肿瘤最大径>2 cm,≤3 cm
	T2:肿瘤最大径>3 cm,≤5 cm;侵犯主支气管(不常见的表浅扩散型肿瘤,不论体积大小,侵犯限于支气管壁时,虽可能侵犯主支气管,仍为 T1),但未侵及隆突;侵及脏胸膜;有阻塞性肺炎或者部分肺不张。符合以上任何一个条件即归为 T2

肿瘤项目	分期
	T2a:具有以下任何一种情况:①肿瘤最大径>3 cm,≤4 cm;②侵及主支气管但未侵犯隆突;③累及脏层胸膜;④伴有部分或全肺阻塞性肺炎或肺不张
	T2b:肿瘤最大径>4 cm,≤5 cm
	T3:肿瘤最大径>5 cm,≤7 cm;或直接侵犯以下任何一个器官:胸壁、心包、膈神经;原发肿瘤同一肺叶转移性结节
	T4:肿瘤最大径>7 cm;或侵犯以下任何一个器官:纵隔、膈肌、心脏、大血管、喉返神经、隆突、气管、食管、椎体;原发肿瘤同侧不同肺叶转移性结节
区域淋巴结(N)	NX:区域淋巴结不能评估
	N0:无区域淋巴结转移
	N1:同侧支气管周围和/或同侧肺门淋巴结以及肺内淋巴结转移,包括原发肿瘤直接侵犯累及
	N2:同侧纵隔和/或隆突下淋巴结转移
	N3:对侧纵隔和/或对侧肺门、同侧或对侧前斜角肌及锁骨上淋巴结转移
远处转移(M)	MX:远处转移无法评估
	M0:无远处转移
	M1:远处转移
	M1a:对侧肺叶出现转移性结节;胸膜播散(恶性胸腔积液、心包积液或胸膜结节)
	M1b:远处单个器官单发转移
	M1c:远处单个或多个器官多发转移

表 4-2　肺癌的 TNM 分期

分期	T	N	M
Ⅰ A1 期	T1a	N0	M0
Ⅰ A2 期	T1b	N0	M0
Ⅰ A3 期	T1c	N0	M0
Ⅰ B 期	T2a	N0	M0
Ⅱ A 期	T2b	N0	M0
Ⅱ B 期	T3	N0	M0
Ⅱ B 期	T1-2	N0	M0
Ⅲ A 期	T4	N0	M0
Ⅲ A 期	T3-4	N1	M0

续表

分期	T	N	M
ⅢA 期	T1-2	N2	M0
ⅢB 期	T3-4	N2	M0
ⅢB 期	T1-2	N3	M0
ⅢC 期	T3-4	N3	M0
ⅣA 期	AnyT	AnyN	M1a-1b
ⅣB 期	AnyT	AnyN	M1c

五、中医治疗

(一)治疗原则

(1)中医药治疗肺癌,重在提高非特异性免疫功能,改善机体内环境,调动体内各种积极因素,从而抑制或不利于肿瘤生长或转移。

(2)对于那些失去了手术、放疗机会,而对化疗疗效较差的晚期肺鳞癌和肺腺癌者,特别是由于多种原因而不能耐受化疗、放疗者,可使多数患者症状改善、食欲增强,并可达到延长生存时间,甚至有的还可以使癌灶控制或缩小。

(3)肺癌患者手术后,可以抑制体内残存的癌细胞,从而防止或延缓癌瘤复发转移。

(4)应用中医药配合化疗、放疗可以减轻其不良反应,包括胃肠道反应及骨髓抑制等,为顺利完成化疗、放疗而创造条件。

(5)中药抗肿瘤药物具有毒副作用小,患者依从性好,可以长期使用等优点。

(二)辨证论治

1.肺脾气虚

(1)证候:咳嗽声低,气短而喘,吐痰清稀,食少,腹胀,便溏,舌质淡苔薄、边有齿痕,脉沉细。

(2)治法:健脾补肺,益气化痰。

(3)方药:六君子汤加减。

(4)组成:黄芪、党参、白术、茯苓、清半夏、陈皮、桔梗、生薏苡仁、川贝、杏仁。

2.肺阴虚

(1)证候:干咳,咳血,痰少,咽干,口燥,手足心热,盗汗,便秘,舌质红少津,苔少,脉细数。

(2)治法:滋阴润肺,止咳化痰。

(3)方药:麦味地黄汤加减。

(4)组成:麦冬、地黄、牡丹皮、山茱萸、五味子、知母、浙贝母、全瓜蒌、夏枯草。

3.痰热阻肺

(1)证候:发热,咳嗽,痰鸣,胸胀满闷,咳黄稠痰或痰中带血,甚则呼吸迫促,胸胁作痛,舌红苔黄腻,脉滑数。

(2)治法:清热化痰,祛湿散结。

(3)方药:二陈汤加减。

(4)组成:陈皮、半夏、茯苓、白术、党参、生薏苡仁、杏仁、瓜蒌、黄芩、苇茎、金荞麦、鱼腥草、半枝莲、白花蛇舌草。

4.气阴两虚

(1)证候:咳嗽,无痰或少痰或泡沫痰,或痰黄难咳,痰中带血,胸痛气短,心烦失眠,口干便秘,舌质红,苔薄或舌质胖有齿痕,脉细。

(2)治法:益气养阴。

(3)方药:沙参麦冬汤加减。

(4)组成:黄芪、沙参、麦冬、百合、玄参、浙贝、杏仁、半枝莲、白花蛇舌草。

(三)其他治法

1.针刺

主穴取风门、肺俞、天泉、膏肓、中府、尺泽、膻中,以及痛部压痛点。配穴取列缺、内关、足三里。耳穴取上肺、下肺、心、大肠、肾上腺、内分泌、皮质下、鼻、咽、胸等。补泻兼施,每日 1 次,每次留针 20～30 分钟。此法适用于各期肺癌,可配合中药同时使用。

2.穴位注射

取百会、内关、胸枢、风门、肺俞、定喘及丰隆穴,并以 20％～50％紫河车注射液 14～16 mL,分别注入足三里和大椎穴。每日或隔日 1 次,连续治疗 15 日为一疗程。休息 3～5 日再行第 2 疗程。此法适用于肺癌疼痛者。

3.推拿

取风池、大椎、肩井、命门、曲池、合谷等。采用擦、拿、抹、摇、拍击等手法,能扶正固本,宽胸理气。此法适用于肺癌气机不畅而咳嗽、喘气、胸痛者。

4.敷贴法

(1)癌痛散:山奈、乳香、没药、姜黄、栀子、白芷、黄芩各 20 g,小茴香、公丁香、赤芍、木香、黄柏各 15 g,蓖麻仁 20 粒。上药共为细末,用鸡蛋清调匀外敷乳根穴,6 小时换药一次,适用于肺癌痛者。

(2)蟾酥消肿膏:由蟾酥、细辛、生川乌、重楼、红花、冰片等 20 余味中药组成,用橡胶、氧化锌为基质加工制成中药橡皮膏。使用前先将皮肤洗净擦干,再将膏药贴敷在疼痛处,每隔 24 小时换药 1 次。适用于肺癌痛者。

(3)消积止痛膏:取樟脑、阿魏、丁香、山柰、重楼、藤黄等量,分研为末,密封备用。根据肺癌疼痛部位,将上药按前后顺序分别撒在胶布上,敷贴于患处,随即以 50 ℃左右热毛巾敷于膏药上 30 分钟,以不烫伤皮肤为度,每日热敷 3 次,5~7 日换药 1 次。

第二节 乳 腺 癌

乳腺癌是指发生在乳腺上皮组织的恶性肿瘤,临床上以乳腺肿块为主要表现。乳腺癌主要包括乳腺浸润性癌和乳腺原位癌,一般不包括乳腺的间叶来源恶性肿瘤、恶性淋巴瘤与转移性肿瘤。

一、临床表现

大部分乳腺癌起源于乳腺导管上皮,一部分来源于乳腺小叶。虽然大部分乳腺癌表现为乳房肿块,但并非所有都如此,如乳头乳晕湿疹样癌、炎性乳腺癌。中晚期乳腺癌通常表现为典型的乳房肿块特征,而早期乳腺癌往往没有任何症状和体征,可通过辅助检查,如乳腺超声、钼靶、MRI 检查发现。

以下为乳腺癌的典型体征,多在癌症中期和晚期出现。

(一)乳腺肿块

80%的乳腺癌患者以乳腺肿块首诊。患者常无意中发现肿块,多为单发,质硬,边缘不规则,表面欠光滑。大多数乳腺癌为无痛性肿块,仅少数伴有不同程度的隐痛或刺痛。

(二)乳头溢液

非妊娠期从乳头流出血液、浆液、乳汁、脓液,或停止哺乳半年以上仍有乳汁流出者,称为乳头溢液。引起乳头溢液的原因很多,常见的疾病有导管内乳头状瘤、乳腺增生、乳腺导管扩张症和乳腺癌。单侧单孔的血性溢液应进一步行乳管镜检查,若伴有乳腺肿块更应重视。

(三)皮肤改变

乳腺癌引起皮肤改变可出现多种体征,最常见的是肿瘤侵犯乳房悬韧带(库珀韧带)后与皮肤粘连,出现酒窝征。若癌细胞阻塞了真皮淋巴管,则会出现橘皮样改变。乳腺癌晚期,癌细胞沿淋巴管、腺管或纤维组织浸润到皮内并生长,形成皮肤卫星结节。

(四)乳头、乳晕异常

肿瘤位于或接近乳头深部,可引起乳头回缩。肿瘤距乳头较远,乳腺内的大导管受到侵犯而短缩时,也可引起乳头回缩或抬高。乳头乳晕湿疹样癌即佩吉特病,表现为乳头皮肤瘙痒、糜烂、破溃、结痂、脱屑、伴灼痛,甚至乳头回缩。

(五)腋窝淋巴结肿大

隐匿性乳腺癌乳腺体检摸不到肿块,常以腋窝淋巴结肿大为首发症状。医院收治的乳腺癌患者 1/3 以上有腋窝淋巴结转移。初期可出现同侧腋窝淋巴结肿大,肿大的淋巴结质硬、散在、可推动。随着病情发展,淋巴结逐渐融合,并与皮肤和周围组织粘连、固定。晚期可在锁骨上和对侧腋窝摸到转移的淋巴结。

二、辅助检查

(一)实验室检查

1.病理学检查

目前常用细针穿刺细胞学检查,多数病例可获得较肯定的细胞学诊断,但有一定局限性。对可疑乳腺癌者,可将肿块连同周围乳腺组织一并切除,做快速病理检查。乳头溢液未触及肿块者,可行乳腺导管内镜检查或乳管造影,亦可行乳头溢液涂片细胞学检查。乳头糜烂疑为湿疹样乳腺癌时,可做乳头糜烂部刮片或印片细胞学检查。

2.肿瘤标志物检查

(1)CEA:可手术的乳腺癌在术前检查中有 20%～30% 血中 CEA 含量升高,而晚期及转移性癌中则有 50%～70% 出现 CEA 高值。

(2)肿瘤相关糖类抗原:CA153 对乳腺癌诊断符合率为 33.3%～57%,有 40% 的乳腺癌患者可见 CA125 异常升高。

(二)影像学检查

1.X 线检查

乳腺钼靶 X 线摄影敏感性高,是目前诊断乳腺疾病首选和最有效的检查方法,尤其是数字化乳腺摄影,能够清晰地显示乳腺的各个层次的微细结构,特别是微细钙化,无痛苦,简便易行,且分辨率高,重复性好,留取的图像可供前后对比,不受年龄、体形的限制,目前已作为常规的检查,对乳腺癌的诊断敏感度为 82%~89%,特异度为 87%~94%。肿块是乳腺癌最常见、最基本的 X 线征象,边缘毛刺、小尖角征、彗星尾征是确定乳腺癌的重要征象,通过局部加压放大观察肿块边缘微细结构可提高乳腺癌的检出率。钙化是检出早期乳腺癌最重要的征象,不伴钙化的微小癌(<1 cm)容易漏诊。通过分析钙化的大小、数量、分布及形态能提高早期乳腺癌的检出率,细小钙化可通过局部加压放大提高检出率。

2.超声显像检查

高频超声具有高清晰度二维图像及彩色血流特征,检查无创、快捷、重复性强、鉴别囊实性病变准确性高等优点。

3.CT

乳腺癌 CT 扫描的密度分辨率高,是横断面体层摄影,无各种影像重叠,有助于显示乳腺内的肿块。

三、分类

(一)非浸润性癌

非浸润性癌包括导管内癌(癌细胞未突破导管壁基膜)、小叶原位癌(癌细胞未突破末梢乳管或腺泡基膜)及乳头湿疹样乳腺癌(伴发浸润性癌者不在此列)。此型属于早期癌,预后较好。

(二)早期浸润性癌

早期浸润性癌包括早期浸润性导管癌(癌细胞突破管壁基膜,向间质浸润)、早期浸润性小叶癌(癌细胞突破末梢乳管或腺泡基膜,向间质浸润,但未超过小叶范围)。此期仍属早期,预后较好。

(三)浸润性特殊癌

浸润性特殊癌包括乳头状癌、髓样癌(伴大量淋巴细胞浸润)、小管癌(高分化癌)、腺样囊性癌、黏液腺癌、大汗腺样癌、鳞状细胞癌等。此型一般分化较高,预后尚好。

(四)浸润性非特殊癌

浸润性非特殊癌包括浸润性小叶癌、浸润性导管癌、硬癌、髓样癌(无大量淋巴细胞浸润)、单纯癌、腺癌等。此型一般分化较低,预后较上述类型差。但此型却是乳腺癌中最常见的类型,约占 70%~80%。

(五)其他罕见癌或特殊类型乳腺癌

如炎性乳腺癌,非常少见,发展迅速,预后最差。局部皮肤可见炎症样表现,开始时比较局限,不久即扩展,出现皮肤发红、水肿、增厚、粗糙和温度升高。另一种乳头湿疹样乳腺癌,也很少见,恶性度低,发展慢。乳头有瘙痒、烧灼感,以后出现乳头和乳晕的皮肤粗糙、糜烂如湿疹样,进而形成溃疡,有时覆盖黄褐色鳞屑样痂皮。

四、分 期

临床常用 AJCC 乳腺癌 TNM 分期,见表 4-3、表 4-4。

表 4-3　乳腺癌 TNM 定义

肿瘤项目	分期
原发肿瘤(T)	
	TX:原发肿瘤无法评估
	T0:无原发肿瘤证据
	Tis:原位癌
	Tis(DCIS):导管原位癌
	Tis(Paget):乳头 Paget 病,乳腺实质中无浸润癌和/或原位癌。伴有 Paget 病的乳腺实质肿瘤应根据实质病变的大小和特征进行分期,并对 Paget 病加以注明
	T1:据实质病变的大小和特征进行分期,并对 Paget 病加以注明
	T1mi:微小浸润癌,肿瘤最大径≤1 mm
	T1a:1 mm<肿瘤最大径≤5 mm
	T1b:5 mm<肿瘤最大径≤10 mm
	T1c:10 mm<肿瘤最大径≤20 mm
	T2:20 mm<肿瘤最大径≤50 mm
	T3:肿瘤最大径>50 mm
	T4:任何肿瘤大小,侵及胸壁或皮肤(溃疡或者卫星结节形成)
	T4a:侵及胸壁,单纯的胸肌受累不在此列
	T4b:没有达到炎性乳癌诊断标准的皮肤的溃疡和/或卫星结节和/或水肿(包括橘皮样变)

肿瘤项目	分期
	T4c:同时存在 T4a 和 T4b
	T4d:炎性乳癌
区域淋巴结(N)	
cN	临床分期
	cN0:无区域淋巴结转移
	cN1:同侧Ⅰ、Ⅱ级腋窝淋巴结转移,可活动
	cN1mi:微转移(大约 200 个细胞,>0.2 mm,但均不超过 2.0 mm)
	cN2:同侧Ⅰ、Ⅱ级腋窝淋巴结转移,临床表现为固定或相互融合;或缺乏同侧腋窝淋巴结转移的临床证据,但临床上发现有同侧内乳淋巴结转移
	cN2a:同侧Ⅰ、Ⅱ级腋窝淋巴结转移,互相融合或与其他组织固定
	cN2b:仅临床上发现同侧内乳淋巴结转移,而无Ⅰ、Ⅱ级腋窝淋巴结转移的临床证据
	cN3:同侧锁骨下淋巴结(Ⅲ级腋窝淋巴结)转移伴或不伴Ⅰ、Ⅱ级腋窝淋巴结转移;或临床上发现同侧内乳淋巴结转移伴Ⅰ、Ⅱ级腋窝淋巴结转移;或同侧锁骨上淋巴结转移伴或不伴腋窝或内乳淋巴结转移
	cN3a:同侧锁骨下淋巴结转移
	cN3b:同侧内如淋巴结及腋窝淋巴结转移
	cN3c:同侧锁骨上淋巴结转移
pN	病理分期
	pNX:区域淋巴结无法评估
	pN0:无组织学上区域淋巴结转移或仅发现孤立肿瘤细胞
	pN(i+):区域淋巴结中仅发现孤立肿瘤细胞
	pN(mol+):分子学方法测定阳性;未发现孤立肿瘤细胞
	pN1 微转移:1~3 个腋窝淋巴结转移和/或通过前哨淋巴结活检发现内乳淋巴结转移,但临床上未发现
	pN1mi 微转移:200 个细胞,>0.2 mm,但均不超过 2.0 mm
	pN1a:1~3 个腋窝淋巴结转移,至少 1 个转移灶>2.0 mm
	pN1b:同侧内乳前哨淋巴结转移,不包括孤立肿瘤细胞
	pN1c:pN1a 与 pN1b 并存
	pN2:4~9 个腋窝淋巴结转移;或影像学检查发现同侧内乳淋巴结转移但无腋窝淋巴结转移
	pN2a:4~9 个腋窝淋巴结转移(至少 1 个转移病灶>2.0 mm)
	pN2b:临床发现内乳淋巴结转移伴或不伴镜下确诊,病理学检查无腋窝淋巴结转移

肿瘤项目	分期
	pN3:10 个或 10 个以上腋窝淋巴结转移;或锁骨下(Ⅲ级腋窝)淋巴结转移;或影像检查发现同侧内乳淋巴结转移,同时有 1 个或更多的Ⅰ、Ⅱ级腋窝淋巴结阳性;或多于 3 个腋窝淋巴结转移,同时前哨淋巴结活检发现内乳淋巴结微转移或肉眼可见转移,但临床上未发现;或同侧锁骨上淋巴结转移
	pN3a:10 个或 10 个以上腋窝淋巴结转移(至少 1 个转移病灶＞2.0 mm);或锁骨下(Ⅲ级腋窝)淋巴结转移
	pN3b:pN1a 或 pN2a 且存在 cN2b;或 pN2a 且存在 pN1b
	pN3c:同侧锁骨上淋巴结转移
远处转移(M)	
	M0:无远处转移的临床或放射影像学证据
	cM0(i+):无远处转移的临床或放射影像学证据,但通过显微镜检查或分子检测技术在循环血液、骨髓或其他非区域淋巴结组织中发现不超过 0.2 mm 的肿瘤细胞或沉积,患者没有转移的症状或体征
	cM1:通过临床和放射影像学方法发现的远处转移
	pM1:任何远处器官存在组织学证实的转移;或非区域淋巴结超过 0.2 mm 的转移

表 4-4　乳腺癌 TNM 病理分期

分期	T	N	M
0 期	Tis	N0	M0
Ⅰ A 期	T1	N0	M0
Ⅰ B 期	T0	N1mi	M0
Ⅰ B 期	T1	N1mi	M0
Ⅱ A 期	T0	N1	M0
Ⅱ A 期	T1	N1	M0
Ⅱ A 期	T2	N0	M0
Ⅱ B 期	T2	N1	M0
Ⅱ B 期	T3	N0	M0
Ⅲ A 期	T0	N2	M0
Ⅲ A 期	T1	N2	M0
Ⅲ A 期	T2	N2	M0
Ⅲ A 期	T3	N1	M0
Ⅲ A 期	T3	N2	M0

续表

分期	T	N	M
ⅢB期	T4	N0	M0
ⅢB期	T4	N1	M0
ⅢB期	T4	N2	M0
ⅢC期	Any	N3	M0
Ⅳ期	Any	Any	M1

注:T1 包括 T1mi;T0 和 T1 肿瘤伴淋巴结微转移(N1mi)分为ⅠB期;T2、T3 和 T4 肿瘤伴淋巴结微转移(N1mi)的分期按 N1 分类;M0 包括 M0(i+)。

五、中医治疗

(一)治疗原则

乳腺癌治疗遵从综合治疗的原则,中西医并重。中医治疗乳腺癌的治疗原则:对肿瘤为祛毒抗邪;对人体为扶正培本,纠正脏腑气血失调。具体治法:治肿瘤当以寒热之剂扫荡之,以平性之剂抑杀之,辅之以消痰软坚、祛瘀散结之药;调人体则虚者补之,实者调之。气虚者益气,血不足者补血,阴虚者滋其阴,阳亏虚者温肾助阳,气滞者理气,血瘀者活血,痰积者化痰,水湿者利水除湿,蕴热化火者佐以清热泻火。临床注重中西医配合,根据病情,合理安排中西医治疗方法与时机,纠正西医治疗引起的毒副作用。

(二)辨证论治

1.肝郁痰凝

(1)证候:乳房内有单发性结块,质地坚硬,边界欠清楚,情志抑郁,多愁易怒,性情急躁,胸闷不舒;舌淡红,苔薄,脉弦缓或弦滑。

(2)治法:疏肝解郁,化痰散结。

(3)方药:逍遥散加减。

(4)组成:柴胡、当归、白芍、白术、茯苓、煨姜、薄荷(后下)、甘草。水煎服。气者,加青皮、郁金;血瘀者,加牡丹皮、莪术;结块不散者,加昆布、海藻、山慈菇。

2.肝郁化火

(1)证候:乳房肿块,状似覆盆,或如堆栗,坚硬灼痛,凹凸不平,境界不清,推之不移,皮色青紫,布满血络,头晕目眩,心烦失寐,溲赤便燥。舌质红,苔黄,脉弦数。

(2)治法:疏肝清热,解郁散结。

(3)方药:清肝解郁汤加减。

(4)组成:当归、川芎、陈皮、半夏、贝母、桔梗、紫苏叶、栀子、木通、制香附、茯神、青皮、生姜、地黄、白荷、远志、甘草。水煎服。热重者,加柴胡、重楼;结块坚硬者,加夏枯草、昆布、海藻;便秘者,加大黄(后下)。

3.邪毒蕴结

(1)证候:乳房肿块,形如堆栗或覆碗,坚硬如石,推之不移,表面网布血丝,或溃烂后如岩穴或菜花,渗流血水,乳房红肿灼热,疼痛,心烦口渴,小便黄少,大便干结;舌红或有瘀斑,苔黄腻,脉弦数。

(2)治法:清热解毒,消肿溃坚。

(3)方药:五味消毒饮合桃红四物汤加减。

(4)组成:金银花、蒲公英、半枝莲、猫爪草、山慈菇、郁金、地黄、赤芍、当归、桃仁、薏苡仁、香附、红花。水煎服。消瘦、疲乏者,加黄芪、太子参;疮面渗血较多者,加三七、茜草根。

4.痰结瘀滞

(1)证候:乳岩中期,肿如橘皮,坚硬不移,饮食不振,神疲倦怠;舌质暗红,苔黄,脉弦涩。

(2)治法:活血化瘀,化痰散结。

(3)方药:三海散结汤合犀角醒消丸加减。

(4)组成:夏枯草、山慈菇、丹参、昆布、海藻、牡丹皮、桃仁、皂角刺、灸穿山甲(先煎)。犀角醒消丸(犀角用水牛角代)、麟香、牡蛎(先煎)、乳香、没药、煮烂黄米饭。制如莱菔子大10粒,分2次服。

5.气血两虚证

(1)证候:乳中结块,坚硬如石,乳头内陷,面色㿠白,形体消瘦,气短乏力,头目眩晕,饮食不佳;舌质淡,苔薄,脉沉细无力。

(2)治法:益气养血,健脾补肾。

(3)方药:人参养荣汤。

(4)组成:人参、黄芪、白术、当归、五味子、鳖甲、墨旱莲、重楼、白芍、陈皮、茯苓、熟地黄、白花蛇舌草、香附。水煎服。疼痛不止者,加全蝎、蜈蚣、蒲公英;口渴咽燥者,加天冬、桑葚、沙参。

(三)其他治法

1.中药贴敷方

中药贴敷多选气味俱厚之品,一则易透入皮肤起到由外达内之效;二则气味俱厚之品经皮透入,对穴位局部起到针灸样刺激作用;三则其所含芳香性物质,能促进药物的透皮吸收,即起到皮肤渗透促进剂的作用。几乎每方都用姜、葱、韭、蒜、槐枝、柳枝、桑枝、桃枝、风仙、菖蒲、木鳖、山甲、蓖麻、皂角等气味俱厚之品。贴敷药常用药不止走一经治一症,用多味药物汇而集之。

(1)仙人掌膏:仙人掌 30 g,三亚苦 30 g,马鞍草 15 g,夜香牛 15 g,兰花草 15 g,半边旗 9 g,白骨四方全 9 g,小猛虎 9 g,马齿苋 9 g,蜂窝草 9 g,大果 9 g,曼陀罗叶 6 g,小果 6 g,以鲜品捣烂加冷水或醋酸调匀,每剂分成 3 份,每日外敷肿块处 1 份,连敷 6～9 日。若病灶在乳头线以上,另加乳香 9 g,没药 9 g,煎水分服。适用于乳腺癌患者。

(2)鲫鱼山药膏:活鲫鱼 1 条,鲜山药 50～150 g,麝香 0.5 g,冰片 0.5 g。鲫鱼去头、尾及内脏,鲜山药去皮后,2 味共捣如泥,加入麝香、冰片混匀,用时将上药涂患处,外用纱布固定,每 7 日一换。适用于乳腺癌初起患者。

(3)珍珠膏:珍珠 0.2 g,炉甘石 3 g,生龙骨 3 g,轻粉 1.5 g,冰片 0.6 g。上药共研细末,麻油调匀,外敷于溃疡面,每日换 1 次。适用于乳腺癌溃烂,久不收口者。

(4)麝香硼砂散:冰片、硼砂、硇砂、珍珠母、樟脑、糠谷老各 5 g,麝香 1 g。上药共研细末,用鸡蛋清调和成糊状备用。用时将药糊装入油纸袋内,背面刺几个小孔,置癌肿面上,并与固定,干则更换。适用于乳腺癌疼痛剧烈者。

(5)芙蓉泽兰膏:芙蓉叶、泽兰叶、黄柏、黄芩、黄连、大黄各 50 g,冰片 6 g。上药除冰片外共研细末,过重箩,入冰片 6 g,用凡士林调成 20%软膏,外涂于患处。适用于乳腺癌伴感染者。

(6)蟾雄膏:大黄 100 g,乳香、没药、血竭各 50 g,蟾酥、雄黄、冰片、铅丹、皮硝各 30 g,硇砂 10 g,麝香 1 g。共研细末,用米醋或温开水或猪胆汁调成糊状,摊在油纸上(或将粉末撒在芙蓉膏药面上)贴敷患处,每日换 1 次。适用于治疗癌性疼痛。

2.中药泡洗疗法

中药泡洗疗法指采用药物煎汤,趁热将全身或局部的皮肤熏蒸、淋洗或浸泡的一种治疗方法。中药常常可以通过泡洗起到温通散寒、活血止痛的效果。

(1)注意事项:①泡洗时以微微出汗为宜,汗出过多,对身体没有好处,同时时间不宜过长,尤其对身体虚弱的患者。②泡洗后可以用温水洗一洗泡洗处、减少过敏的可能。③如果出现过敏,立即停药。

(2)中药泡洗方组方成分:黄芪 30 g,当归 10 g,赤芍 10 g,红花 15 g,川芎

10 g,丹参 20 g,牛膝 10 g,桑枝 10 g,炮山甲 9 g,路路通 15 g,地龙 10 g,葛根 15 g,秦艽 10 g,九香虫 6 g,皂角刺 10 g,苏木 10 g,泽泻 10 g,甘草 6 g。手臂红肿热痛加柴胡、黄芩、银花藤、蒲公英。功能主治:活血化瘀、利水通络,治疗乳腺癌术后上肢水肿。

3.中药灌肠疗法

中药保留灌肠是将中药液从肛门注入,使之保留于肠道内并吸收,从而达到全身或局部治疗疾病的目的。灌肠是一种比较好的给药途径,药物通过肠壁的半透膜的渗透性被迅速吸收,而起到全身治疗的作用,特别适用于各种原因引起的不方便服药,或服药后呕吐的患者

(1)注意事项。①灌肠时间的选择:应选择在临睡前,排空大小便后,肠道保留 4 小时以上。每日 1 次为宜,少数患者可一日 2 次。②灌肠液温度:灌肠液温度应在 38~40 ℃,冬天需加温,患者自己用手掌根部测试以不烫手为宜,避免因寒冷刺激肠蠕动影响药物保留时间。③灌肠体位及方法:患者取左侧卧位,两膝屈曲,臀下垫一塑料布保护床褥,插管深度 15~20 cm,导尿管前端用肥皂水或液状石蜡润滑,术者戴一次性手套。④灌肠速度:调节滴速为 50~60 次/分钟,速度不能太快,否则影响药效在肠道保留的时间。⑤导管闭塞的处理:滴入时如出现闭塞,液体进不去,可转动导管或将导管稍拉出一点,或摇动灌肠液以免药液沉渣闭塞导管。⑥灌肠结束后的处理:将导管轻轻拉出,臀下垫 1 个软枕,仰卧30 分钟后再改变体位,以防药液外流。

(2)中药灌肠方:便秘是晚期癌症患者使用阿片类药物镇痛治疗中最常见的不良反应,且持续存在于应用阿片类药物的全过程,成为制约阿片类药物镇痛治疗的最大障碍,严重影响疾病的治疗及患者的生活质量。阿片类药物镇痛治疗后易出现口干、便秘、恶心、呕吐等症状,据此分析此类药物多为燥烈之品,易伤阴耗气,使患者体内热毒积聚,津亏液耗,肠道失润,大便燥结;加之久病体衰,长期卧床,气机不利,腑气郁滞,通降失常,大肠传导失司,导致便秘。中药灌肠方中以半夏、旋覆花降逆理气;枳壳、厚朴、莱菔子行气除满;鸡内金消食导滞;玫瑰花行气解郁;大黄泻热通便,荡涤积滞;全方共奏理气降逆、解毒祛瘀、通便泻浊之功。根据临床观察应用理气降逆的中药可以有效地治疗阿片类药物所导致的便秘及其相关的恶心、呕吐、厌食等症状,大大提高了患者的生活质量,并使镇痛治疗取得满意效果。

4.针灸

针灸疗法是在经络学说等中医理论的指导下,运用针刺和艾灸等方法对人

体一定的穴位进行刺激,从而达到防治疾病的一种治疗方法,是中医学的重要组成部分。通过对体表的穴位施行一定的操作,以通调营卫气血,调整经络、脏腑的功能而达到治疗疾病的目的。

针刺方案。①减轻术后上肢淋巴水肿。穴位组成:阿是穴、合谷、肩髃、外关、曲池、肩井、肩贞、肩髎、臂臑、中府、列缺、水分、阴陵泉、足三里、太冲等。功能主治:疏通经脉,运行气血,活血化瘀,调理脏腑。治疗乳腺癌术后上肢淋巴水肿。用法用量:每周治疗5次,每次20分钟,3周为1个疗程。②中草药热刺激疗法穴位组成:乳中穴、乳根穴、华盖穴、五堂穴、膻中穴、期门穴、幽门穴、天突穴、中庭穴、上脘穴、中脘穴、天池穴及风门穴、膏肓穴、天宗穴、神堂穴、心俞穴、神道穴、膈俞穴、灵台穴、肝俞穴、胆俞等。功能主治:止痛、消炎、散结。用法用量:将特制的中草药散剂放在布袋内,加热到较高的温度后,放置在体表病灶部位或有关的穴位上进行短时间药热刺激。

5.推拿

推拿是一种非药物的自然疗法、物理疗法。通常是指医师运用自己的双手作用于病患的体表、受伤的部位、不适所在、特定的腧穴、疼痛处,具体运用推、拿、按、摩、揉、捏、点、拍等形式多样的手法,以期达到疏通经络、推行气血、扶伤止痛、祛邪扶正、调和阴阳的疗效。

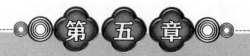

腹部肿瘤

第一节 胃　　癌

胃癌是指发生在贲门、胃体、幽门部胃黏膜上皮的恶性肿瘤。根据大体形态,胃癌可分为浅表型、溃疡型、浸润型等;依据组织学类型,胃癌可分为管状腺癌、黏液腺癌、低分化腺癌、印戒细胞癌、硬癌和未分化癌等。胃癌的扩散以直接蔓延浸润及淋巴道转移为主,晚期也可经血行转移。

一、临床表现

(一)早期胃癌

早期胃癌70%以上无明显症状,或仅有非特异性的轻微消化道症状,如类似消化性溃疡或胃炎的上腹疼痛不适,或隐痛、泛酸、恶心、嗳气、饱胀感等,偶有呕吐、食欲减退、黑便等。这些症状易被疏忽,服药后常可缓解,待出现明显症状时已属晚期。

(二)进展期胃癌

进展期胃癌症状与部位相关:①贲门癌主要表现为剑突下不适,疼痛或胸骨后疼痛,伴进食梗阻感或吞咽困难。②胃底及贲门下区癌常无明显症状,直至肿瘤巨大而发生坏死溃破引起上消化道出血时才引起注意,或因肿瘤浸润延伸到贲门口引起吞咽困难后才引起重视。③胃体部癌常无明显症状,疼痛不适出现较晚。④胃窦小弯侧以溃疡型癌最多见,故上腹部疼痛的症状出现较早。当肿瘤延及幽门口时,则可引起恶心、呕吐等幽门梗阻症状。进展期胃癌的疼痛与进食常无明显关系,且不能被抑酸剂所缓解。此外,上腹部饱胀沉重感、厌食、恶心、呕吐、腹泻、消瘦、贫血、水肿、发热等亦为常见症状;当肿瘤转移时可引起相应转移部位的症状,如腹水、黄疸、神经系统症状、骨痛等。

早期可无明显体征,当出现明显体征时多已进入中晚期。腹部肿块为胃癌的主要体征,多位于上腹部,伴压痛。肿瘤转移至肝脏或卵巢(Krukenberg 瘤)时,可在相应部位扪及肿块。淋巴结肿大:胃癌的淋巴转移发生较早,而胃的淋巴系统通过胸导管回流至左锁骨上,故常在左锁骨上窝触及肿大淋巴结(Virchow 淋巴结)。腹水当肿瘤发生腹膜种植转移时,可出现血性腹水;当肿瘤转移至肝脏,或侵犯至门静脉导致门脉高压亦可引起腹水。伴癌综合征:少部分胃癌可发生血栓性静脉炎、过度色素沉着、膜性肾炎、黑棘皮病、皮肌炎等,并有相应的体征。有时可在消化系统症状出现前先独立发生。

二、辅助检查

(一)实验室检查

1.大便隐血试验

约30%的胃癌患者有大便隐血试验阳性,且可在临床症状出现前6～9个月检出,大便隐血试验有利于早期诊断。

2.肿瘤标志物检查

血清中相关的标志物如 CEA、CA19-9、CA72-4 等虽然不能作为胃癌诊断和疗效评估的标准,但对于判断患者的病情、预后、疗效及术后复发有一定意义。

3.病理检查

(1)内镜活检:内镜下取得活检标本,进行病理学检查,判断病变性质,指导后续治疗。胃癌的主要病理分型:腺癌(肠型、弥漫型、乳头状腺癌、管状腺癌、黏液腺癌)、印戒细胞癌、腺鳞癌、鳞状细胞癌、小细胞癌、未分化癌。

(2)切除活检:先做肿物整块切除,冷冻切片病理确诊后行胃癌手术。

(3)其他检查:转移灶活检,诊断性腹腔镜检查和腹水抽取也可协助诊断。

(4)人表皮生长因子受体-2 测定:目前以人表皮生长因子受体-2(human epidermalgrowth factor receptor-2,Her-2)表达状态为依据的胃癌分子分型是分子靶向治疗的依据,所有经病理诊断证实为胃腺癌的病例均有必要进行 Her-2 检测。Her-2 阳性晚期患者可以从曲妥珠单抗治疗中获益。目前,回顾性研究显示,Her-2 阳性表达与年龄较大、男性、组织学 Lauren 分型为肠型、肿瘤位于胃部上 1/3 等有关。

(二)影像学检查

1.X 线钡餐透视

早期胃癌的胃壁结构改变轻微,形态功能改变亦不显著,因此常规黏膜法与充盈法误诊及漏诊率较高。相对于常规方法,低张气钡双对比造影可提高早期胃癌的检出率。早期胃癌中,隆起型病变及凹陷型病变凹陷较深者比较容易发现;对于浅表糜烂型早期胃癌,X 线检查时病变显示不佳;当检查发现有粗大紊乱的胃黏膜时,应注意是否有隆起或凹陷。

在早期胃癌的诊断中,X 线钡餐检查具有一定局限性,但在胃癌的普查中,仍具有重要意义。

2.CT 检查

CT 在早期胃癌的诊治中占有重要地位,不仅可以发现原发病灶,还可以就病灶的部位、浸润深度及有无淋巴结转移进行评估,为外科手术提供大量重要参考数据。

3.内镜检查

目前,国际公认的对于早期胃癌诊断最有效的方法是胃镜检查。根据内镜的不同特点及功能,内镜又可分为普通白光内镜、色素内镜、窄带成像内镜、放大内镜及超声内镜等。

三、分型

(一)大体分型

1.普通型早期胃癌大体分型

(1)Ⅰ型:隆起型(肿瘤凸起于黏膜表面≥0.5 cm)。

(2)Ⅱ型:浅表。①Ⅱa:浅表隆起型(肿瘤凸起于黏膜表面<0.5 cm)。②Ⅱb:浅表平坦型。③Ⅱc:浅表凹陷型(肿瘤凹陷于黏膜表面<0.5 cm)。④Ⅲ型:凹陷型(肿瘤凹陷于黏膜表面≥0.5 cm)。⑤混合型:如Ⅱa+Ⅱc;Ⅱc+Ⅲ等。

2.特殊类型早期胃癌大体分型

(1)浅表扩散型(肿瘤最大径≥4 cm)。

(2)微小癌(肿瘤最大径<0.5 cm)。

(3)小胃癌(0.5 cm<肿瘤最大径<1.0 cm)。

(4)多发性早期胃癌(≥2 个独立 EGC 病灶)。

(5)残胃早期癌。

3.进展期胃癌大体分型（Borrmann 分型）

(1)Ⅰ型:结节隆起型。

(2)Ⅱ型:局限溃疡型。

(3)Ⅲ型:浸润溃疡型。

(4)Ⅳ型:弥漫浸润性。

(二)组织学分型

临床常用 WHO 的组织学分类。WHO 将胃肿瘤分为良性上皮性肿瘤及癌前病变、恶性上皮性肿瘤、腺鳞癌、未分化癌（非特殊型）几个大类。

四、分期

临床一般根据 TNM 分期评估病情,目前胃癌的分期采用的是美国联合癌症分类委员会胃癌第 8 版 TNM 分期,见表 5-1、表 5-2、表 5-3。

表 5-1 胃癌的 TNM 定义

肿瘤项目	分期
原发肿瘤（T）	TX:原发肿瘤无法评估
	T0:无原发肿瘤证据
	Tis:原位癌,上皮内肿瘤,未侵及固有层,高度不典型增生
	T1:肿瘤侵及固有层、黏膜肌层或黏膜下层
	T1a:肿瘤侵及固有层或黏膜肌层
	T1b:肿瘤侵及黏膜下层
	T2:肿瘤侵及固有肌层*
	T3:肿瘤侵及浆膜下结缔组织,而尚未侵犯脏层腹膜或邻近结构**,***
	T4:肿瘤侵犯浆膜（脏层腹膜）或邻近结构**,***
	T4a:肿瘤侵及浆膜（脏层腹膜）
	T4b:肿瘤侵及邻近结构
区域淋巴结（N）	NX:区域淋巴结不能评估
	N0:无区域淋巴结转移
	N1:1～2 枚区域淋巴结转移
	N2:3～6 枚区域淋巴结转移
	N3:≥7 枚区域淋巴结转移
	N3a:7～15 枚区域淋巴结转移
	N3b:≥16 枚区域淋巴结转移
远处转移（M）	M0:无远处转移

肿瘤项目	分期
	M1:有远处转移
组织学分级(G)	
GX	分级无法评估
G1	高分化
G2	中分化
G3	低分化,未分化

注:＊肿瘤可以穿透固有肌层达胃结肠韧带或肝胃韧带或大小网膜,但未穿透覆盖这些结构的脏层腹膜,这种情况下原发肿瘤的分期T3。如果肿瘤穿透覆盖胃韧带或网膜的脏层腹膜,则应当被分为T4期。

＊＊胃的邻近结构包括脾、横结肠、肝脏、膈肌、胰腺、腹壁、肾上腺、肾脏、小肠以及后腹膜。

＊＊＊经胃壁内扩展至十二指肠或食管的肿瘤不考虑为侵犯邻近结构,而是应用任何这些部位的最大浸润深度进行分期。

表 5-2　胃癌的临床分期(cTNM)

分期	T	N	M
0 期	Tis	N0	M0
Ⅰ期	T1	N0	M0
Ⅰ期	T2	N0	M0
ⅡA期	T1	N1-3	M0
ⅡA期	T2	N1-3	M0
ⅡB期	T3	N0	M0
ⅡB期	T4a	N0	M0
Ⅲ期	T3	N1-3	M0
Ⅲ期	T4a	N1-3	M0
ⅣA期	T4b	AnyN	M0
ⅣB期	AnyT	AnyN	M1

表 5-3　胃癌的病理分期(pTNM)

分期	T	N	M
0 期	Tis	N0	M0
ⅠA期	T1	N0	M0
ⅠB期	T1	N1	M0
ⅠB期	T2	N0	M0
ⅡA期	T1	N2	M0

分 期	T	N	M
ⅡA 期	T2	N1	M0
ⅡA 期	T3	N0	M0
ⅡB 期	T1	N3a	M0
ⅡB 期	T2	N2	M0
ⅡB 期	T3	N1	M0
ⅡB 期	T4a	N0	M0
ⅢA 期	T2	N3a	M0
ⅢA 期	T3	N2	M0
ⅢA 期	T4a	N1	M0
ⅢA 期	T4a	N2	M0
ⅢA 期	T4b	N0	M0
ⅢB 期	T1	N3b	M0
ⅢB 期	T2	N3b	M0
ⅢB 期	T3	N3a	M0
ⅢB 期	T4a	N3a	M0
ⅢB 期	T4b	N1	M0
ⅢB 期	T4b	N2	M0
ⅢC 期	T3	N3b	M0
ⅢC 期	T4a	N3b	M0
ⅢC 期	T4b	N3a	M0
ⅢC 期	T4b	N3b	M0
Ⅳ 期	AnyT	AnyN	M1

五、中医治疗

(一)治疗原则

1.祛邪勿忘扶正,固本方可培元

"正气存内,邪不可干""邪之所凑,其气必虚"。在患胃癌的患者中,大多数一经发现即已到了本虚标实的重症阶段,故治疗中当以扶正固本,抗癌祛邪为务;扶正与祛邪又当辨证使用。通常胃癌早期肿瘤尚小,机体正气正盛,多属邪实已现,正尚不虚之候,治当以攻为主,或攻补兼施,或先攻后补,即祛邪以扶正之法。及至胃癌中期,正气多已受损,但还有一定抗邪能力,治当攻补兼施,但只可补中寓攻。到胃癌晚期,脾胃运化失职,后天之本已竭,邪盛而正虚已极,治当扶正培元为主,或在补中略施少量攻药,正复则抗邪有力,扶正即是祛邪。扶正固本培元之法包括:补气养血,健脾益胃,补肾益精等。其目的在于增强机体抵抗能力和适应能力(适应药物,适应病理反应)。扶正固本培元之法即补法,常用药物包括补气药物:人参、黄芪、党参、黄精、白术、山药等。补血药:当归、地黄、鸡血藤、紫河车、阿胶、龙眼肉。养阴药:天冬、麦冬、沙参、知母、天花粉、龟板、鳖甲、女贞子等。在胃癌的治疗中,养一分胃阴,就有一线生机,补一分胃气,就有一分抵抗力。

2.通滞需理气,化瘀应活血

肿瘤的发病原因多与气滞和血瘀有关,胃癌也不例外。肿瘤实质多为血瘀,这就说明,胃癌的发生与发展与脏器本身的气滞血瘀有密切关系。癌肿所致的疼痛多因气血不通所致,故疼痛亦为胃癌中、晚期常见证候之一,按中医学认识,"活血则瘀结自解,化瘀则积聚不生""痛则不通,通则不痛",故临床多用理气活血的方法治疗胃癌。常用的活血化瘀药物有:丹参、五灵脂、桃仁、红花、赤芍、三棱、莪术、水蛭、山甲、土鳖虫、当归尾、血竭等。常用的理气药有:柴胡、木香、青皮、枳壳、枳实、厚朴、川楝子、延胡索、沉香、苏梗、丁香等。理气活血治疗后,气滞得以缓解,胃气则能下行,胃反之呕吐可减轻,瘀血部位血流加强,疼痛亦可减轻。在胃癌的治疗中,为了减轻并发症,改善患者生存质量,运用理气活血方法,常可收到良好的效果,而活血化瘀法又常常应用于本病的全程治疗中。

(二)辨证论治

1.肝气郁结

(1)证候:乳房肿块、作胀隐痛,胸闷不舒,口苦咽干,抑郁易怒,两胁胀痛,苔薄白,舌质红,脉弦或脉滑。

(2)治法:理气散结,疏肝解郁。

(3)方药:柴胡疏肝散加减。

(4)组成:柴胡、白芍、川芎、香附、陈皮、青皮、枳壳、生甘草、白花蛇舌草、象贝母、全瓜蒌、八月札。

2.痰毒蕴结

(1)证候:乳房肿块、坚硬疼痛,或翻花溃烂,气味恶臭,滋水黄浊,或伴出血,可有发热,脉象弦数,舌苔黄腻,舌质暗红。

(2)治法:化痰散结,清热解毒。

(3)方药:五味消毒饮加减。

(4)组成:紫花地丁、蒲公英、野菊花、金银花、芙蓉叶、漏芦、土茯苓、重楼、山慈菇、猫爪草、浙贝母、穿山甲、蜂房。

3.脾肾阴虚

(1)证候:乳房局部肿块,质硬固定,纳呆口干,消瘦乏力,腰酸腿软,低热盗汗,面色少华,舌苔薄白,质淡,脉濡软或细弱。

(2)治法:健脾益肾,滋阴清热。

(3)方药:河车大造丸加减。

(4)组成:紫河车、熟地黄、太子参、天冬、麦冬、补骨脂、鹿角片、煅牡蛎、茯苓、枸杞子、杜仲、龟甲、怀牛膝。

(三)其他疗法

1.针灸止痛

(1)针刺止痛主穴:中脘、下脘、章门、脾俞、胃俞、膈俞、足三里、三阴交。配穴:丰隆、公孙、肾俞。

(2)艾灸止痛穴位:中脘、下脘、胃俞、脾俞、关元、神阙、足三里、三阴交。

2.针灸止呃

术后顽固性呃逆或重症患者呃逆,按压百会穴、患者坐卧位均可。操作者左手扶头、右手中指指端点按百会穴上,施以揉压,由轻渐重,至产生较强酸胀感为度。拇指按压膻中穴。按压止呃穴、巨阙穴。

(1)针刺止呃:针刺双侧内关、足三里。针刺迎香穴。针刺缺盆穴。每日1次,采取平补平泻法,留针40分钟。

(2)耳针止呃:主穴取膈、胃、肝、脾、交感。配穴:神门、皮质下、肾上腺。

(3)穴位封闭止呃法:用维生素、各取双侧内关作穴位封闭,有效率在95%以上。

第二节 肝 癌

肝癌是指自肝细胞或肝内胆管细胞发生的癌肿,主要包括肝细胞癌、肝内胆管细胞癌和肝细胞癌-肝内胆管细胞混合癌。肝癌是我国常见的恶性肿瘤之一。

一、临床表现

肝癌分亚临床期(早期)和临床期(中、晚期)。前者多无症状,而临床期肝癌症状多,但缺乏特异性,通常发展迅速,且不易为一般治疗所缓解。

(一)肝区疼痛

肝区出现间歇或持续刺痛、胀痛、钝痛等不同程度的疼痛。疼痛的产生是由于迅速长大的肿瘤压迫肝脏的胞膜,使张力增大所致,严重时可放射到背部及右肩部。有的误诊为急性胆囊炎、胆结石,甚至误诊为阑尾炎,而延误治疗。如果肝脏破裂,可引起剧烈疼痛,患者会屏住呼吸,如刀割样疼痛。

(二)腹胀

腹部胀满较为多见,尤以左肝大时,上腹部胀满症状更加明显。腹大如鼓,胀痛严重时不得卧。

(三)消化道症状

食欲缺乏,厌油,恶心,呕吐,腹泻,或大便不规律,患者出现消瘦及乏力。

(四)腹部肿块

无痛性上腹部肿块,随呼吸上下移动,与肝下界分界不清,应该考虑肝脏肿瘤,有相当一部分患者是在无意中发现,如洗澡时、晚间睡觉时,或在碰到某一处时觉得上腹部有硬块。

(五)发热

肝癌患者往往有发热症状,呈持续或弛张型,体温波动在 37.5～38 ℃或高达 39 ℃以上。原认为是肝细胞坏死后进入血液引起发热,经进一步研究,认为肝癌发热是由于肝癌细胞产生 2,5-表异雄酮增多,不能与肝内的葡萄糖醛酸结合,2,5-表异雄酮是一种致热物质,可引起发热。另外,胆固醇不能循正常途径降解为胆酸而变成右胆酸,右胆酸也是一种致热物质,故肝癌时有发热症状。

(六)出血现象

患肝癌时,肝功能明显降低,凝血机制发生障碍,患者可出现皮下出血,鼻出血,牙出血,月经过多,有的呕血、便血,晚期肝癌可发生弥散性血管内凝血。

(七)转移情况

肝癌肺转移占 60.5%,胸腔转移占 4.7%,骨及锁骨转移占 8.7%,脑转移占 2.5%,其他部位转移占 14.9%。

(八)肝大

进行性的肝大,是肝癌的一个重要特征。右上肝癌可引起肝上界上移,肋下可扪及肝脏,但无结节;右下肝癌常可直接扪及肿瘤;左叶肝癌可表现为剑突下肿块,如为左外叶肝癌,则其肿块右侧有明显切迹。

(九)腹水

门静脉高压或门静脉内癌栓形成或晚期肝癌营养失调,低蛋白血症等可出现腹水,有的出现高度腹水,腹大如蛛,多属晚期表现。

(十)脾大

既往有肝硬化患者,门静脉高压,脾淤血,可出现脾大。

(十一)黄疸

晚期肝癌可有黄疸形成,由于肝门淋巴结肿大压迫或肝细胞破坏严重,出现黄疸。

二、辅助检查

(一)实验室检查

1.病理学检查

CT引导下细针穿刺行组织学检查是确诊肝癌的最可靠方法,但属创伤性检查,且偶有出血或针道转移的风险,在非侵入性检查未能确诊者可视情况考虑应用。

2.肿瘤标志物检查

(1)AFP是诊断肝细胞癌的特异性标志物,阳性率约为70%,现已广泛用于肝癌的普查、诊断、判断治疗效果及预测复发。在排除妊娠和生殖腺胚胎瘤的基础上,AFP>400 ng/mL为诊断肝癌的条件之一。对AFP逐渐升高不降或>20 μg/L持续8周者,应结合影像学及肝功能变化做综合分析或动态观察。

(2)其他肝癌标志物:血清岩藻糖苷酶、7-谷氨酰转移酶同工酶Ⅱ、异常凝血酶原、α1-抗胰蛋白酶、碱性磷酸酶同工酶等有助于AFP阴性肝癌的诊断和鉴别诊断。

(二)影像学检查

1.超声检查

超声检查是目前肝癌筛查的首选方法,具有方便易行、价格低廉及无创等优点,能检出肝内直径>1 cm 的占位性病变。利用多普勒效应或超声造影剂可了解病灶的血供状态,判断占位性病变的良、恶性,并有助于引导肝穿刺活检。

2.CT 和 MRI 检查

增强 CT/MRI 检查可以更客观及更敏感地显示肝癌,1 cm 左右的肝癌的检出率可达 80% 以上,是诊断及确定治疗策略的重要手段。MRI 为非放射性检查,可以在短期内重复进行。CT 平扫多表现为低密度占位,部分有晕圈征,肝癌常有中央坏死;增强 CT 时动脉期病灶的密度高于周围肝组织,但随即快速下降,低于周围正常肝组织,并持续数分钟,呈"快进快出"表现。

当增强 CT/MRI 检查对疑为肝癌的小病灶难以确诊时,选择性肝动脉造影是肝癌诊断的重要补充手段。对于直径 1~2 cm 的小肝癌,肝动脉造影可以更精确地做出诊断,准确率>90%。

三、分型

(一)大体分型

1.巨型
此型约占肝癌总数的 51%,右肝多于左肝,肝内肿块直径在 10 cm 以上。

2.结节型
肝内大小不等结节,肿瘤直径在 0.5~6.5 cm,约占肝癌总数的 47.6%。

3.弥漫型
此型肝癌较少见,发展快,病情转化较快,约占肝癌总数的 1.4%。

(二)组织分型

肝癌分为肝细胞型肝癌、胆管型肝癌和混合型肝癌。肝细胞癌其细胞与肝细胞相似,并常在肝硬化的基础上发生;胆管细胞癌其细胞与胆管上皮相似。我国肝癌中肝细胞癌约占 90%,胆管细胞癌约占 5%,而肝细胞癌与胆管细胞癌的混合型肝癌亦约占 5%。肝细胞癌可软可硬,但多较硬;易坏死出血;色土黄、暗红或带绿(胆汁);易侵犯血管形成瘤栓(门静脉或肝静脉),而侵犯胆管较少;常伴肝硬化。胆管细胞癌则罕见合并肝硬化,质多坚硬致密,呈灰白色,常表现为浸润性,坏死与出血较少见,可见脐凹。

四、分期

临床应用较多的是 AJCC 的 CNCL 分期(表 5-4)。

表 5-4　AJCC 的 CNCL 分期

分期	分期标准
Ⅰa 期	单个肿瘤最大直径≤5 cm,无血管侵犯、肝外转移;肝功能分级 Child-PughA/B 级;PS 0~2
Ⅰb 期	(1)单个肿瘤最大直径>5 cm,无血管侵犯、肝外转移;肝功能分级 Child-PughA/B 级;PS 0~2。 (2)肿瘤个数 2~3 个,单个肿瘤最大直径≤3 cm,无血管侵犯、肝外转移;肝功能分级 Child-PughA/B 级;PS 0~2。
Ⅱa 期	肿瘤个数 2~3 个,单个肿瘤最大直径>3 cm,无血管侵犯、肝外转移;肝功能分级 Child-PughA/B 级;PS 0~2
Ⅱb 期	肿瘤个数≥4 个,不论肿瘤大小,无血管侵犯、肝外转移;肝功能分级 Child-PughA/B 级;PS 0~2
Ⅲa 期	不论肿瘤情况,有血管侵犯、无肝外转移;肝功能分级 Child-PughA/B 级;PS 0~2
Ⅲb 期	不论肿瘤情况,不论血管侵犯,有肝外转移;肝功能分级 Child-PughA/B 级;PS 0~2
Ⅳ 期	(1)不论肿瘤情况;不论血管侵犯、肝外转移情况;肝功能分级 Child-PughC 级;PS 0~2。 (2)不论肿瘤情况;不论血管侵犯、肝外转移情况;不论肝功能;PS 3~4。

注:肝功能 Child-Pugh 分级,见表 5-5;体力状态(performance status,PS)分级,见表 5-6。

表 5-5　肝功能 Child-Pugh 分级

临床生化指标	1 分	2 分	3 分
肝性脑病(级)	无	1~2	3~4
腹水	无	轻度	中、重度
总胆红素(μmol/L)	<34	34~51	>51
血白蛋白(g/L)	>35	28~35	<28
凝血酶原时间延长(s)	<4	4~6	>6

注:Child-Pugh 分级,A 级,5~6 分;B 级,7~9 分;C 级,≥10 分。

表 5-6　体力状态评分标准

级别	体力状态
0	活动能力完全正常,与起病前活动能力无任何差异
1	能自由走动及从事轻体力活动,包括一般家务或办公室工作,但不能从事较重的体力活动
2	能自由走动及生活自理,但已丧失工作能力,日间不少于一半时间可以起床活动
3	生活仅能部分自理,日间一半以上时间卧床或坐轮椅
4	卧床不起,生活不能自理
5	死亡

五、中医治疗

(一)治疗原则

1.同病异治、因人因时制宜

同样患肝癌,即使是同一患者,在不同阶段,反映出的疾病性质不同,出现不同的证型,也要用不同的方法治疗。一般肝癌初起都有肝气郁结化火,或湿热内蕴化火,使血脉塞滞不通,渐成气血瘀阻;若肝火炽盛,乘克脾胃,可使运化失常,湿停热郁,腹水、黄疸;病至晚期,波及于肾,死血不去,新血不生,肝不藏血,肾阴枯竭,脾虚土败。此三个阶段的治疗是不相同的,并且在肝癌的放、化疗过程中也应根据不同的证型,施以不同的治法。

2.虚则补之,实则泻之

"虚则补之,实则泻之",这是中医治疗基本原则。结合肝癌,在治疗中,当肝血不足时,一方面可直接用养血补益之品补肝脏,另一方面,还可以从整体出发,补益与肝关系密切的脏腑,对这种治疗方法,中医称之为"虚则补其母"。如肝虚补肾,通过补肾阳达到养肝阴的目的。当肝气过盛,肝火妄动时,除平肝泻火外,还可通过泻心火,以降肝火,所谓"实则泻其子"。同时,还可以根据生克关系的脏腑进行治疗,如肝脾是相克关系,肝有病易克脾,于是先治脾,所谓"见肝之病,知肝传脾,当先实脾"。这对预防肝癌的发展有一定的益处。

3.顾护"先后天",治病要求本

中医认为脾主运化,胃主受纳,为气血化生之源,为后天之本。通常,肝癌随着病情发展、肿瘤内毒素的作用或放、化疗的应用,每使脾胃受到损伤,从而出现消化不良的症状。于是后天气血化源就不足,加上肿瘤的消耗,常常易引起恶病质。脾胃功能的减退也为进一步治疗带来了更多困难。因为若再继续用苦寒、攻伐药物,会使脾胃更伤。因此,保护脾胃对治疗肝癌很重要,只有脾胃好,气血化源充足,才能提高机体的抗邪能力。其次,肾为先天之本,内藏元阴元阳,是人体生命的源泉。老年人之所以易患癌症,其原因之一,就是肾气逐渐减弱,使各脏腑功能、气血阴阳容易失调,从而引起疾病或使病情进一步恶化。补肾药物可以增强肿瘤患者的细胞免疫功能和免疫监视作用,并提高和调节内分泌功能,所以顾护"先天之本"亦是治疗肝癌的重要方面。

4.扶正祛邪,攻补兼施

扶正即补法,适用于以正虚为主的患者,祛邪即攻法,适用于邪实为主的患者。正确处理两者的关系在治疗肝癌中起着重要意义。一般来说,早期肝癌,正盛邪实,应采取以攻为主,以补为辅的原则,可用清热解毒、化瘀软坚等法;中期因机体受到显著消耗,应采取攻补兼施的原则;晚期因肿瘤已发展到严重阶段,气血不足、阴阳失调、脾胃不和明显,此时必须补益气血,调整机体,增强抗病能力,故应以补为主,攻伐为次。正确处理攻与补的关系就应把中西医治疗结合起来,取长补短,这是提高疗效的重要手段。

5.综合治疗,消除顽疾

由于肝癌是全身性疾病,症状复杂,变化多端,所以治疗时应从整体着手,综合治疗,千方百计消灭疾病。

(二)辨证论治

1.肝郁脾虚

(1)证候:上腹肿块胀闷不适,消瘦乏力,倦怠短气,腹胀纳少,进食后胀甚,口干不喜饮,大便溏数,小便黄短,甚则出现腹水、黄疸、下肢水肿,舌质胖、舌苔白,脉弦细。

(2)治法:健脾益气,疏肝软坚。

(3)方药:逍遥散合四君子汤加减。

(4)组成:党参、白术、茯苓、桃仁、柴胡、当归、白芍、预知子、川朴、生甘草。

2.肝胆湿热

(1)证候:头重身困,身目黄染,心烦易怒,发热口渴,口干而苦,胸脘痞闷,胁肋胀痛灼热,腹部胀满,胁下痞块,纳呆呕恶,小便短少黄赤,大便秘结或不爽,舌质红、舌苔黄腻,脉弦数或弦滑。

(2)治法:清热利湿,凉血解毒。

(3)方药:茵陈蒿汤加味。

(4)组成:绵茵陈、栀子、大黄、金钱草、猪苓、柴胡、白芍、郁金、川楝子、枳壳、半枝莲、重楼。

3.肝热血瘀

(1)证候:上腹肿块石硬,胀顶疼痛拒按,或胸胁疼痛拒按,或胸胁炽痛不适,烦热,口干唇燥,大便干结,小便黄或短赤,甚则肌肤甲错,舌质红或暗红,舌苔白厚,脉弦数或弦滑有力。

(2)治法:清肝凉血,解毒祛瘀。

(3)方药:龙胆泻肝汤合膈下瘀血汤加减。

(4)组成:龙胆草、半枝莲、栀子、泽泻、车前子、地黄、柴胡、桃仁、莪术、大黄、牡丹皮、生甘草。

4.脾虚湿困

(1)证候:腹大胀满,神疲乏力,身重纳呆,肢重足肿,尿少,口黏不欲饮,时觉恶心,大便溏烂,舌淡、边有齿痕,苔厚腻,脉细弦或滑或濡。

(2)治法:健脾益气,利湿解毒。

(3)方药:四君子汤合五皮饮加减。

(4)组成:黄芪、党参、白术、茯苓皮、香附、枳壳、陈皮、大腹皮、冬瓜皮、泽泻、薏苡仁、龙葵、桃仁、莪术、半枝莲、甘草。

5.肝肾阴虚

(1)证候:臌胀肢肿,蛙腹青筋,四肢柴瘦,短气喘促,唇红口干,纳呆畏食,烦躁不眠,溺短便数,甚或循衣摸床,上下血溢,舌质红绛、舌光无苔,脉细数无力,或脉如雀啄。

(2)治法:清热养阴,软坚散结。

(3)方药:一贯煎加味。

(4)组成:地黄、沙参、麦冬、当归、枸杞子、桑椹子、川楝子、赤芍、鳖甲(先煎)、女贞子、墨旱莲、牡丹皮。

(三)其他治法

1.中药贴敷

(1)止痛抗癌膏:紫皮大蒜100 g,芦根20 g,三七、重楼、延胡索、黄药子各10 g,冰片8 g,川乌6 g,麝香适量。大蒜取汁将药粉调成膏剂贴于痛点,或经络压痛部位,每日1贴。

(2)蟾酥膏:以蟾酥、生川乌、两面针、丁香、肉桂、细辛、拳参、红花等制成橡皮膏,外贴痛处,24小时换药1次,7日为1个疗程。

(3)金仙膏:由苍术、白术、川乌、生半夏、生大黄、生灵脂、生延胡、枳实、当归、黄芩、巴豆仁、莪术、三棱、连翘、防风、芫花、大戟等百余种中药制成的药膏,按病情用药,分次摊膏纸上,外敷病处或选穴外贴。

(4)复方荆芥液:细辛50 g,川芎、荜茇各30 g,荆芥、川乌、草乌20 g,马钱子15 g。研成细末,浸泡于75%乙醇溶液内密闭7日,滤渣取液再放入冰片粉15 g备用。用棉球蘸药液涂抹痛处,每日1次或数次,用药后一般10~20秒可见止痛效果。

(5)寒邪犯胃者:高良姜、香附各15 g,细辛、丁香各10 g。上药捣碎为末,用生姜汁调膏,然后摊于4 cm×4 cm的塑料薄膜上,贴于中脘、神阙、梁丘(双穴)、足三里(双穴)穴上,胶布固定。之后,给予热水袋热熨贴药部位0.5小时左右。

2日1次,连贴3次。脾胃虚寒者:黄芪、苍术、干姜各10 g,白芥子、细辛、肉桂各6 g,制药及贴敷方法同前。

2.针灸

(1)注意事项:①对患者要做必要的解释工作,以消除思想顾虑。②注意检查针具有无损坏,严格消毒,防治感染。③体质虚弱、孕妇、产后及有出血倾向者慎用,注意患者体位要舒适,谨防晕针。④对胸、胁、腰、背脏腑所居之处的穴位,不宜直刺、深刺,肝、脾大、肺气肿患者更应注意。对尿潴留等患者在针刺小腹部的腧穴时,应掌握针刺方向、角度、深度等,以免误伤膀胱等器官,出现意外事故。

(2)辨证选穴治疗。①脾胃虚寒证。治疗选穴:大椎、身柱、神道、灵台、八椎旁夹脊、脾俞、胃俞、足三里。方法:化脓灸,每次灸1组,每穴灸7～9壮,隔日灸1次,每次灸毕,用灸疮膏贴在穴位上,使之化脓。或选用公孙、丰隆、照海、手三里、足三里、内关、列缺等穴,用提插结合捻转手法,以得气为度,留针15～30分钟,隔日1次,15次为一疗程。②胃热伤阴证。治疗选穴:华佗夹脊穴胸11、胸12加减,滴水不入者,加金津、玉液、天突;高热者,加曲池、外关;吐血者,加血海、膈俞、尺泽。方法:平补平泻法,得气后留针30分钟,每日1次,10次为一疗程。③肝胃不和证。治疗选穴:中脘、章门、足三里、行间。方法:平补平泻中脘、章门,补足三里,泻行间。得气后留针30分钟,每日1次,10次为一疗程。④痰湿凝结证。治疗选穴:中脘、章门、丰隆、公孙,并可配耳穴神门、内分泌、胃、脾、肾等。方法:泻丰隆,平补平泻公孙、中脘、章门。得气后进行提插捻转补泻,令针感传向病所或针感沿经络上下传导,留针30分钟。隔日治疗1次,20次为一疗程。⑤气血双亏证。治疗选穴:足三里、三阴交、膈俞、脾俞、中脘、肾俞、太溪。方法:针刺得气后,提插补泻为基础,以补为主,可温和灸足三里、公孙。留针15～30分钟,隔日1次,15次为一疗程,疗程期间可根据患者具体情况休息7～10日。⑥瘀血内阻证。治疗选穴:内关、中脘、足三里、合谷、曲池、手三里、胃区阿是穴。方法:针刺得气后提插捻转,证属实热者,宜泻法,刺浅而不留,出针宜快;证属虚寒者,宜补法,刺较深宜留,出针宜慢,留针30分钟,隔日1次。

(3)针灸止呃。术后顽固性呃逆或重症患者呃逆。①按压百会穴,患者坐卧均位均可。操作者左手扶头,右手中指指端点按百会穴上,施以揉压,由轻渐重,至产生较强酸胀感为度。②针刺止呃:针刺双侧内关、足三里。平补平泻法,留针40分钟,每日1次。

3.推拿

(1)禁忌证:①骨转移、淋巴转移、有血栓的部位禁止按摩。②有皮肤疾病,如湿疹、烫伤、烧伤等,以及皮肤有破损、溃烂等情况时不适合接受按摩。③患有感染性疾病等内外科危重患者,如严重心脏病等;有开放性损伤的患者,如有血管、神经吻合术的患者;有出血倾向的患者。④体质虚弱经不起轻微手法作用的患者,如久病、年老体弱者。⑤妇女妊娠及月经期均不宜做腹部按摩。⑥极度疲劳、饥饿及饭后半小时以内者不宜做按摩。

(2)方案:推拿疗法可改善胃的功能,对减轻胃癌的疼痛有一定的疗效。因此胃癌患者亦可采用相应的手法改善胃的功能,以缓解疼痛,降逆止呕,进行辅助治疗。

(3)按摩止痛。①患者仰卧,医师站其身旁,一手点内关,另一手点足三里,同时进行。先点左侧,再点右侧。②用双手拇指沿肋弓向两侧做分推法数次。取穴:中脘、梁门。③患者俯卧,医师站其身旁,用双手掌揉背腰部数次。取穴:至阳、脾俞、胃俞、三焦俞。④用手掌揉搓小腿后侧(承山穴一带)数次,使局部有发热感觉。此法有祛寒的功能,温暖脾胃的功能,适用于胃痛属寒性者。⑤按压第二、三掌骨缝的"落零五"穴,局部有酸痛感者,效果好。

(4)推拿止呕。捏拿背部胃俞穴处肌肉 15～20 次。按揉足三里、内关穴各1分钟。

第三节　胆　管　癌

胆管癌是一种来源于肝内或肝外胆管上皮细胞的恶性肿瘤,通常是伴随不同程度纤维增生性反应的腺癌。

一、临床表现

90％以上的肝门部胆管癌和下段胆管癌患者有进行性、无痛性黄疸表现;肝内胆管癌患者则很少出现黄疸,直至病程晚期才会出现。其他临床表现包括瘙痒、发热、腹部隐痛、疲劳、厌食和体重减轻等。有时并发胆管炎,常继发于胆道的有创操作后。

肝大,质地韧硬,边缘圆钝。皮肤、巩膜明显黄染。胆囊肿大(梗阻部位在胆囊管开口以下)但无触痛,或萎缩(梗阻部位位于胆囊管开口以上)。

二、辅助检查

(一)实验室检查

在胆管癌的血液生化及肝功能检查中,90％的胆管癌患者可表现为血清碱性磷酸酶和总胆红素升高,提示梗阻性黄疸的存在。当一侧肝管阻塞时,临床表现为黄疸,血清胆红素可在正常范围,血清碱性磷酸酶、谷氨酰转肽酶、乳酸脱氢酶可增高。轻度贫血偶见;在无骨转移的情况下,可出现高钙血症,这种高钙血症与甲状旁腺激素释放有关。

肿瘤标志物对于早期发现胆管癌,以及联合影像学检查早期诊断胆管癌具有一定的意义,临床更常用的是通过检测患者血清中的肿瘤标志物,亦可对经皮肝穿刺胆管造影(PTC)和经皮镜逆行性胰胆管造影术(ERCP)检查时抽取的胆汁进行检测。术前获得胆汁后还可进行细胞学检查,发现50％患者的胆汁涂片中可见肿瘤细胞。胆汁中的癌细胞一方面可作为早期诊断的依据,另一方面也提示胆管癌本身可通过胆汁播散。

常用的血清和胆汁中的胆管癌肿瘤标志物包括以下几个。

1.CEA

CEA 属胚胎原性糖蛋白,血清 CEA(512 ng/mL)诊断胆管癌的灵敏度与特异度分别为 68％和 82％。胆管癌患者胆汁 CEA 水平(50.6～70.4 ng/mL)高于其血清 CEA(416～615 ng/mL)及良性胆管狭窄的胆汁 CEA(12.0～13.9 ng/mL),胆汁 CEA(25.9 ng/mL)诊断胆管癌的灵敏度与特异度分别为 46.9％和 91.2％。值得注意的是,CEA 相关物质的干扰会使良性胆管疾病胆汁 CEA 测量值偏高,蛋白印迹已证实 CEA 及其相关物质分别存于恶性与良性胆管疾病胆汁中。

2.CA19-9

CA19-9 属黏蛋白型糖类抗原,胆、胰恶性肿瘤时 CA19-9 高表达,但人群中7％的 Lewis 抗原阴性患者不表达。血清 CA19-9(37 U/mL)诊断胆管癌的灵敏度与特异度分别为 88.15％和 92％,可用于监测原发性硬化性胆管炎(primary sclerosing cholangitis,PSC)癌变,以 180 U/mL 为界值诊断 PSC 癌变的灵敏度与特异度为 66.7％和 97.7％。胆管癌患者胆汁 CA19-9 水平是正常人的 2 倍,胆汁 CA19-9(200 U/mL)诊断胆管癌的灵敏度与特异度分别为 52％和 60％。当并发胆管炎或胆汁淤积时,胆汁及血清 CA19-9 的特异度均降低。

3.CA125

CA125 为多聚糖蛋白,胆管癌患者胆汁和血清 CA125 均明显上升,且不易受结石和炎症影响,具有特异度高的优势。血清 CA125(35 ng/mL)诊断胆管癌的灵敏度与特异度分别为 28% 和 96%,胆汁 CA125(20 ng/mL)诊断胆管癌的灵敏度与特异度为 59% 和 76%。

(二)影像学检查

1.超声检查

超声检查是诊断胆管癌的首选方法。肝内胆管癌可能仅表现为肝内局限性肿块,肝门部肿瘤则有肝内胆管扩张,肝外肝管不扩张。超声检查的优势在于能可靠地鉴别肿块与结石,并可根据肝内外胆管是否扩张初步确定梗阻的部位。超声检查可以显示胆管内及胆管周围的病变,评价门静脉受侵程度。

2.CT

动态螺旋 CT 能显示肝内胆管细胞癌的特有征象、扩张的胆管和肿大的淋巴结。但通常不能判断胆管癌的范围,腹部淋巴结肿大并不一定是转移性病变。增强 CT 扫描有助于较好地显示肝门部肿瘤与肝动脉或门静脉的关系。胸部 CT 有助于评价远处转移,动脉期图像有助于评价肝动脉解剖,以及病变与肝动脉的关系,薄层小视野图像有助于评价胆系受累程度。

3.MRI

MRI 是诊断胆管癌的最佳方法,能显示肝、胆管的解剖和肿瘤范围,以及是否有肝转移。磁共振肺胆管造影(MRCP)可较好地显示胆道分支,反映胆管的受累范围,对判断胆道梗阻有较高的敏感性(80%～95%)。超声初步确定梗阻的部位后,应选用 MRCP 对胆管受累范围进行全面评估。MR 血管成像可显示肝门部血管受累的情况

4.超声内镜检查

超声内镜检查可以更好地观察远端肝外胆道、局部淋巴结和血管。对远端胆管肿瘤所致胆道梗阻,若其他影像学检查不能明确诊断,可选用超声内镜检查,并可引导细针对病灶和淋巴结穿刺活检。

5.正电子发射计算机断层成像

正电子发射计算机断层成像(PET-CT)可用于对肿块的良、恶性以及是否存在远处转移的评估,但胆管黏液腺癌可表现为假阴性。经皮镜逆行性胰胆管造影术和 PTC 对胆管癌的诊断各有其优点。通常,ERCP 适用于了解梗阻部位以下的胆道情况,而 PTC 则适用于了解梗阻部位以上的胆道情况,必要时二者结合应用有利于了解全部胆道的病变情况。ERCP 或 PTC 可取胆汁样本进行细胞学检查,阳性率约为 30%,联合刷检和活检可提高阳性率,但细胞学检查阴

性并不能排除肿瘤。

三、分型

(一)大体分型

胆管癌中绝大多数为腺癌,鳞癌极少见,大体上分为 4 型。

1.硬化型

硬化型最常见,约占 2/3。癌细胞常沿胆管壁浸润、扩展,使胆管壁增厚,纤维组织增生导致管腔狭窄,易向胆管周围浸润性生长,形成纤维性硬块,并侵犯肝内胆管、肝实质、肝动脉、门静脉及淋巴结。此型细胞分化一般良好,常散在分布于大量的纤维结缔组织中,容易与硬化性胆管炎、胆管壁慢性炎症所致的纤维化相混淆。

2.结节型

结节型多发生于中段胆管,肿瘤呈结节状向管腔内突起性生长,瘤体较小,基底较宽,表面一般不规则。病变常沿胆囊黏膜浸润,也有外侵倾向,但较硬化型为轻。

3.浸润型

浸润型较少见,约占胆管癌的 7%,一般为低分化癌,表现为肝内外胆管的广泛浸润,多难以根治性切除。常向黏膜下扩散,向周围淋巴间隙、神经、血管蔓延浸润,较早就出现远处转移,预后差。

4.乳头状型

乳头状型好发于下段胆管,肿瘤呈息肉状向管腔内生长,可引起胆管的不完全阻塞,上段胆管扩张,管腔内有时有大量的黏液性分泌物。此型肿瘤主要沿胆管壁向上浸润,一般不向周围神经、血管、淋巴结和肝实质等处浸润,分化程度高,很少转移,预后较好。

(二)组织分型

95%以上胆管癌为腺癌,分为管状腺癌、乳头状腺癌、黏液癌、单纯癌等;按分化程度可分为高分化、中分化、低分化和未分化癌,高、中分化与低、未分化癌各占 50%左右,高分化者预后相对较好,低分化、未分化癌预后差;罕见类型:鳞状上皮癌、腺鳞癌、透明细胞癌、平滑肌肉瘤等。

四、分期

临床常用 TNM 分期(表 5-7、表 5-8)。

表 5-7　胆管癌 TNM 定义

肿瘤项目	分期
原发肿瘤（T）	Tis：原位癌
	T1a：单个病灶无血管侵犯，≤5 cm
	T1b：单个病灶无血管侵犯，>5 cm
	T2：病灶浸润血管；或多发病灶，伴或不伴血管侵犯
	T3：穿透腹膜，未侵及局部肝外结构
	T4：直接侵及局部肝外组织
局部淋巴结（N）	N0：无区域淋巴结转移
	N1：有区域淋巴结转移
远处转移（M）	M0：无远处转移
	M1：有远处转移

表 5-8　胆管癌分期

分期	T	N	M
0 期	Tis	N0	M0
ⅠA 期	T1a	N0	M0
ⅠB 期	T1b	N0	M0
Ⅱ期	T2	N0	M0
ⅢA 期	T3	N0	M0
ⅢB 期	T4	N0	M0（或任何 T；N1；M0）
Ⅳ期	AnyT	AnyN	M1

五、中医治疗

(一)治疗原则

胆管癌治疗遵从综合治疗的原则,中西医并重对肿瘤为祛毒抗邪;对人体为扶正培本,纠正脏腑气血失调。具体治法:治肿瘤当以寒热之剂扫荡之,以平性之剂抑杀之,辅之以消痰软坚、祛瘀散结之药;调人体则虚者补之,实者调之。临床注重中西医配合,根据病情,合理安排中西医治疗方法与时机,并调配中药及时缓解西医治疗的毒副作用。

(二)辨证论治

1.肝胆湿热证

(1)证候:右上腹胀痛,呈放射性,有时可在右上腹扪及包块,身目俱黄,黄色鲜明,口干、渴,心中懊侬,食欲缺乏,恶心,小便短赤,大便秘结,舌苔黄腻,脉弦数。

(2)治法:清泄肝胆湿热,和解少阳。

(3)方药:方用加味大柴胡汤。

(4)组成:柴胡、黄芩、赤芍、半夏、枳实、酒大黄(后下)、茵陈、青蒿、金钱草、栀子、木通。痛胀甚者加郁金、广木香;便秘舌燥者加芒硝粉。

2.热毒炽盛证

(1)证候:发病急骤,持续性上腹部剧痛,痛引肩背,腹皮急而拒按,高热神昏,身黄如金,右上腹积块疼痛拒按,口干苦,大便燥结,舌红绛,苔黄燥,脉弦数或细数。

(2)治法:清热解毒,凉血通腑。

(3)方药:犀角地黄汤加减。

(4)组成:犀角(用水牛角代)、羚羊角、黄连、赤芍、生地、栀子、黄芩、牡丹皮、玄参、大黄、芒硝(冲服)。

3.寒湿阻滞证

(1)证候:右胁腹隐痛或胀痛,右上腹有明显包块,黄疸晦暗,食欲缺乏,胃脘痞闷不舒,或见大便不实,神疲乏力,胃寒,舌质淡,苔白腻,脉濡缓。

(2)治法:温化寒湿。

(3)方药:茵陈术附汤加减。

(4)组成:附子、白术、干姜、茵陈、茯苓、泽泻、猪苓。脘腹胀满、胸闷、呕恶显著者,可加苍术、厚朴、半夏、陈皮;胀痛明显、肝脾同病者,可加柴胡、香附。

4.脾阳虚衰证

(1)证候:形体消瘦,右胁腹隐痛,身目俱黄,黄色晦暗,肌肤不泽,肢软乏力,心悸气短,大便溏薄,舌质淡,苔腻,脉细或濡。

(2)治法:温中健脾,益气养血。

(3)方药:黄芪建中汤加减。

(4)组成:黄芪、桂枝、生姜、白术、当归、白芍、茵陈、茯苓、甘草、大枣。畏寒肢冷者加附子;心悸不宁者加熟地、首乌、酸枣仁。

(三)其他疗法

针刺疗法可配合中药应用,具有解痉止痛、清热利胆作用。

(1)体针:取阳陵泉、足三里、胆囊穴、中脘、丘墟、太冲、胆俞为主穴;痛剧加合谷;高热加曲池,恶心、呕吐加内关。用深刺、强刺激手法,每日 1～2 次,留针 30 分钟,用电针更佳。

(2)耳针:取交感、神门、肝、胆主穴。出现休克者取涌泉、足三里、人中、十宣穴;或耳针取皮质下、内分泌、肾上腺等穴。

第四节　胰　腺　癌

胰腺癌是预后极差的消化道恶性肿瘤,其发病率逐年上升,由于胰腺癌特殊的生物学特性,根治术后较易发生复发转移,且单一化疗或放疗效果不理想,预后极差,故胰腺癌已成为造成我国人口死亡的十大肿瘤之一。

一、临床表现

胰腺癌的发展较快,病程较短。一般从有症状到就诊的平均症状期为 6 个月。从症状开始到死亡平均 7.1 个月。主要症状如下。

(一)腹痛

腹痛为最常见的始发症状,40%～70%的患者首现此症。常见的腹痛形式有 3 种:①上腹部隐痛或钝痛向下部牵引,呈间歇性或持续性。多于饭后 1～2 小时加重,数小时后减轻或缓解,常因进食后疼痛而自限饮食。疼痛一般在上腹中部,胰头癌偏于右上腹,胰体、尾癌可偏于左上腹。②阵发性上腹部剧痛,向背部、肩胛部、全腹部及前胸处放射。多于饮酒或肥腻饮食后发作。可能是由阻塞所致的胆道、胰管强烈收缩而引起。③右季肋部疼痛向腰背部放射,有时腰背痛更为显著,但常在坐起前躬、屈曲下肢时减轻,仰卧平躺疼痛加剧。夜间较重,甚者影响睡眠、饮食与精神。

(二)黄疸

约 75%的患者就诊时已有黄疸。胰头部癌,81%～98%出现黄疸,胰体、尾部癌,38%可有黄疸。如少数胰头癌向上或向下内方向发展,可不出现黄疸。胰体、尾癌有黄疸多为癌症晚期。黄疸常为持续性、进行性加重。但也有个别患者持续性下降，但降不到正常值。患者常伴有皮肤瘙痒，小便呈浓茶色，大便呈灰白色。

(三)消瘦

由于顽固性腹痛影响进食，胰腺分泌受阻而影响食物的消化和吸收，可使患者在短期内明显消瘦，体重每月降低 4～5 kg，甚至 8 kg 以上。并出现乏力、贫血等症状。

(四)疲倦乏力

疲倦乏力较壶腹部癌多见，可助区别。

(五)消化道症状

约 10％的患者早期有食欲缺乏，而 80％的患者在病程进展中出现食欲缺乏，约 60％的患者有恶心、呕吐，46％的患者发生腹泻，50％患者有便秘，10％的患者有胃肠道出血，晚期胰体、尾癌可蔓延至贲门食管周围淋巴结，压迫食管引起吞咽困难。

(六)发冷发热

胰腺癌的发热多为持续性，或间歇性低热，少数患者可有发冷、寒战、高热，与壶腹癌相似，常为胆道感染所致。

锁骨上淋巴结肿大、肝和胆囊肿大及胰腺肿块(胰头癌 8.6％在右上腹或脐上偏右可触及肿块；胰体、尾癌 52％在左上腹或中上腹可触及包块)。由于胰腺位量较深，肿块小时通常不易触及，癌瘤压迫脾动脉或其他较大动脉时在局部可听到短暂的收缩性杂音，约有 20％的患者可见有腹水。肿瘤压迫脾静脉使脾脏充血和增大。

二、辅助检查

(一)实验室检查

血清胰腺癌相关抗原升高：包括癌胚抗原、糖类抗原系列(CA19-9、CA50、CA242、CA494)、单克隆抗体 Span-1 和 DU-PAN-2 分别识别黏蛋白抗原和黏液糖蛋白抗原、结肠可溶性抗原-SC6、胰腺癌相关抗原和胰腺癌特异性抗原、胰腺胚胎抗原等。

(二)影像学检查

1.B 超检查

B 超检查能发现 2 cm 以上的肿瘤，诊断胰头癌达 94％，体尾癌 70％。胰腺癌的直接影像可见到低回声的肿瘤,间接所见往往成为发现小胰癌的线索,如扩张的胰管、胆管等。除主胰管外,还要仔细观察胰管的分支。有些小胰癌可首先引起胰管分支的局限性扩张,如钩突部胰管扩张。超声内镜因超声探头仅隔胃、十二指肠壁对胰腺体、尾和头部扫描,不受胃肠道气体干扰。所以,可清晰地描出胰内结构,发现早期病变。

2.X线检查

胃肠钡餐可显示胃窦至十二指肠的各种改变。如压迹、肠壁僵硬、肠腔狭窄。十二指肠环增大或降段呈反"3"字征等;内镜胆胰管造影能观察胃和十二指肠黏膜的改变。造影可显示胆总管扩张和狭窄,及胰管的梗阻或变形等;经皮穿刺胆管造影,主要用于黄疸患者。可显示胆总管下段改变,并可插管引流胆汁以减轻黄疸;选择性腹腔动脉造影,可显示肿瘤造成的血管弯曲、移位、中断或缺损区等。

三、分型

(一)大体类型

胰腺癌可发生于胰腺的任何部位,以胰头部最多见,占70%～80%,胰体、尾部占20%～30%,遍及全胰腺者极少。肿瘤多向胰腺表面隆起,形成硬实结节或粗大结节,肿瘤界限往往不清。体积小的胰腺癌可埋于胰实质内,但其周围的胰腺组织往往内陷硬化,有时可导致胰腺变形,因此与慢性胰腺炎有时很难鉴别。胰头癌常侵及十二指肠肠壁,与壶腹部的正常关系模糊不清,但十二指肠黏膜一般尚正常。癌肿的切面呈灰白色、质硬,少数呈胶冻状、乳头状或囊状,较软,若有出血坏死则亦可变软。

(二)组织类型

胰腺癌可以由胰管、腺泡或胰岛发生。来自胰管上皮的胰腺癌主要发生在胰头部,来自腺泡的常见于胰体和胰尾部。病理组织学分为导管细胞癌(占80%以上)、腺泡细胞癌及少见类型(多型性腺癌、纤毛细胞腺癌、黏液表皮样癌、鳞状细胞癌、乳头状囊腺癌、胰岛细胞癌、未分化癌等)。胰腺癌的转移一般不会很早,锁骨上淋巴结是最常见的转移部位,其次为肝、腹膜、大网膜、肺、脊椎等。

四、分期

胰腺癌的TNM分期仅适用于胰腺外分泌肿瘤,对内分泌源性肿瘤(后者常起源于胰岛)和类癌并不适合。而且 pTNM 分期和 cTNM 分期标准一致,区域淋巴结根据胰腺癌部位而定(表 5-9、表 5-10)。

表 5-9　胰腺癌的 TNM 定义

肿瘤项目	分期
原发肿瘤(T)	TX:原发肿瘤不能评估
	T0:无原发肿瘤的证据
	Tis:原位癌(包括高级别胰腺上皮内瘤变、导管内乳头状黏液性肿瘤伴重度不典型增生、导管内乳头状肿瘤伴重度不典型增生和黏液性囊性肿瘤伴重度不典型增生)
	T1:肿瘤最大直径≤2 cm
	T1a:肿瘤最大直径≤0.5 cm
	T1b:0.5 cm<肿瘤最大直径<1.0 cm
	T1c:肿瘤最大直径 1~2 cm
	T2:2 cm<肿瘤最大直径<4 cm
	T3 肿瘤最大直径>4 cm
	T4:肿瘤累及腹腔干、肠系膜上动脉和/或肝总动脉(无论肿瘤大小)
区域淋巴结(N)	NX:区域淋巴结不能评估
	N0:无区域淋巴结转移
	N1:1~3 枚区域淋巴结转移
	N2:4 枚或 4 枚以上区域淋巴结转移
远处转移(M)	M0:无远处转移
	M1:存在远处转移

表 5-10　胰腺癌分期

分期	T	N	M
0 期	Tis	N0	M0
Ⅰ期	T1	N0	M0
Ⅰ期	T2	N0	M0
Ⅱ期	T3	N0	M0
Ⅱ期	T1-3	N1	M0
Ⅲ期	T1-3	N2	M0
Ⅲ期	T4	AnyN	M0
Ⅳ期	AnyM	AnyN	M1

五、中医治疗

(一)治疗原则

1.同病异治,分期进行

治疗胰腺癌的治疗必须分清初、中、末 3 期,初期虽属邪实,但正气尚未大虚,治宜祛邪为主;中期邪气盛而正气渐弱,邪盛正虚,治宜攻补兼施;后期属正虚邪恋,以扶正培本为主。

2.辨清标本缓急,及时处理

在胰腺癌的病程中,常出现危急症候,如癌肿的压迫或阻塞,胆汁和胰液分泌排泄障碍,可出现急黄;毒邪蕴结,气血阻滞不通,可出现持续绞痛;癌毒灼伤脉络而出现胃肠道出血则应及时处理。

3.分型论治与抗癌治疗相结合

胰腺癌临床常见有湿热毒盛、气血瘀滞、脾虚湿阻和阴虚内热等四型,治疗以清热利湿、理气活血为主。由于胰腺癌的发展较快,病情重,症状复杂,临床上要时刻注意病情的发展,根据症状的变化认真细致地辨证论治,才能收到好的效果。另外,不论各型,在治疗时均应加入常用的抗癌中药以提高疗效。常用的治疗胰腺癌的抗癌中药有莪术、三棱、半边莲、龙葵、鳖甲、全蝎、蜂房、料姜石、瓦楞子、蒲公英、金银花、连翘、昆布、海藻、白花蛇舌草、大黄等。

(二)辨证论治

1.湿热蕴结证

(1)证候:上腹部胀满或疼痛不适,腹痛拒按,食欲缺乏,可伴发热,发热缠绵,口苦口干,口渴而不喜饮,小便短赤,大便干燥或秘结,舌质红或淡,苔黄腻,脉细弦或濡数。热重于湿则见右胁疼痛,恶心食欲缺乏,口苦口干,小便短赤,大便干燥或秘结,或身目黄染(黄疸),舌质红或红绛,苔黄或腻,脉弦或弦滑数;湿重于热则见身体困重、口腻不渴、恶心、小便黄赤、便溏味重,舌红苔黄或腻,脉数。

(2)治法:清热化湿。

(3)方药:三仁汤合茵陈五苓散加减。

(4)组成:半枝莲、白花蛇舌草、蛇六谷、绞股蓝、生米仁、杏仁、白蔻仁、厚朴、白术、茯苓、猪苓、泽泻、淡竹叶、半夏等。

2.脾虚气滞证

(1)证候:上腹部胀满不适或疼痛,痛无定处,按之痛减,恶心食欲缺乏,口淡乏味,恶风自汗,口渴不欲饮,大便溏薄。舌质淡,苔白腻,脉细涩或濡。

(2)治法:理气健脾。

(3)方药:香砂六君子汤加减。

(4)组成:木香、砂仁、陈皮、制半夏、党参、白术、茯苓、炙甘草等。

3.阴虚内热证

(1)证候:烦热口干,两颧潮红、低热盗汗,五心烦热、形体消瘦,或鼻衄、齿衄,小便赤黄,大便干结。舌红少津,少苔,或光剥,有裂纹,脉细弦数或细涩。

(2)治法:养阴生津。

(3)方药:一贯煎加减。

(4)组成:沙参、麦冬、地黄、枸杞、山药等。加减:食欲缺乏、厌食,加茯苓、焦三仙等;内热重,可加鳖甲、知母、西洋参等。

4.瘀血内阻证

(1)证候:腹痛较剧,痛处固定,痛如针刺,或可触及包块,恶心呕吐、纳呆,形体消瘦,身目俱黄,色泽晦暗,或有呕血、便血。舌质紫黯或有斑点,脉细涩或弦涩。

(2)治法:化瘀消积。

(3)方药:膈下逐瘀汤加减。

(4)组成:丹参、牡丹皮、桃仁、红花、莪术、三棱等。加减:腹痛较甚,加延胡索、徐长卿;恶心呕吐重,加旋覆花、赭石。

5.气血亏虚证

(1)证候:神疲乏力,气短懒言,动则气促,纳少腹胀,面色淡白无华或萎黄,大便溏薄、小便清长,头晕目眩,唇甲色淡,心悸失眠。舌淡,苔白,脉细弱。

(2)治法:补气养血。

(3)方药:八珍汤加减。

(4)组成:人参、白术、茯苓、炙甘草、当归、川芎、白芍、熟地黄等。加减:兼痰湿内阻,加半夏、陈皮、薏苡仁;畏寒肢冷,食谷不化,加补骨脂、鸡内金。

(三)其他疗法

1.中药贴敷

将药物贴敷于身体某部,病在内者贴敷要穴或循经取穴,病在局限浅表者贴于局部,通过药物透皮吸收,穴位刺激发挥作用,达到改善症状,调节免疫,控制病灶,以及康复保健等目的。

(1)注意事项:①若见变态反应,如局部皮肤发红、水泡,应立即停用。②宜辨证用药。③癌性疼痛时要明确疼痛部位,局部贴敷才能获得满意疗效。④局部皮肤破溃禁用。

(2)取穴原则。近部取穴:在病痛的局部和邻近处选取腧穴。远部取穴:在距离病痛较远的部位选取腧穴,既可取所病脏腑经脉的本经腧穴(本经取穴),也可取与病变脏腑经脉相表里的经脉上的腧穴(表里经取穴)或名称相同的经脉上的腧穴(同名经取穴)进行治疗。随证取穴:针对某些全身症状或疾病的病因、病机而选取腧穴。

(3)中药贴敷方。①疼痛:可用肉桂、川乌、草乌辛散温通,麝香、冰片芳香走窜;白芥子、生南星、生半夏化痰散结;乳香、没药、血竭、阿魏、穿山甲破瘀止痛;雄黄、蟾酥攻毒消肿;皂角刺、桔梗托毒,黄芪扶正等。②消化道症状(如恶心、呕吐、腹胀、食欲下降):多用归经脾胃、大肠,辛散、温通之品。常用药有木香、香附、丁香、厚朴、枳实、枳壳、姜半夏、乌药、干姜、肉桂等,健脾理气、温通行气;当归、延胡索等,行气活血化瘀。

2.中药泡洗疗法

将中药和水盛于器械内,浸泡身体某部位,利用水温对皮肤、经络、穴位的刺激和药物透皮吸收以疏通经络、气血,能直接作用于病灶局部,达到改善症状、调节免疫以及康复保健等目的。

(1)注意事项:①辨证施药。②配合其他疗法。

(2)中药泡洗方。①血瘀证:黄芪60 g,地龙15 g,土鳖虫10 g,全蝎10 g,川乌15 g,水蛭10 g,红花30 g,附子40 g等中药煎取2 000 mL,水温45 ℃,放于腿浴治疗器,四肢浸泡,每日1次,每次治疗40分钟,每周连用5日。②肝肾阴虚证:红花桃仁汤加减(桂枝15 g,附子15 g,红花10 g,地龙30 g,水蛭30 g,桃仁10 g,乳香10 g,没药10 g,苏木10 g,血竭10 g,牛膝15 g),煎取2 000 mL,水温45 ℃,放于腿浴治疗器,四肢浸泡,每日1次,每次治疗40分钟,每周连用5日。③湿热下注证:桂枝苦参汤加减(桂枝15 g,苦参15 g,伸筋草15 g,黄柏15 g,黄芪15 g),煎取2 000 mL,水温45 ℃,放于腿浴治疗器,四肢浸泡,每日1次,每次治疗40分钟,每周连用5日。

3.针灸

针刺方案。针刺、穴位注射、腕踝针及微波治疗、艾灸、针药结合。取尺泽、天枢、足三里、内庭、公孙、三阴交、胆俞、胃俞、中脘等,减轻癌性疼痛;改善消化道不良反应;改善骨髓造血功能;提高免疫力。

4.推拿

(1)注意事项:①辨证施补。②循序渐进,坚持不懈。③因人而异,适度进行。④避风保暖。

(2)推拿方案。①胸胁痛:指摩膻中,胁肋。②消化不良:掌摩中脘。③胃脘痛:按脾、胃俞或脊旁敏感点。④腹痛:按揉足三里、内关。⑤体虚乏力:擦督脉、肾俞、涌泉。⑥头痛:抹前额、按列缺、揉百会。⑦指掌麻木:抹手背,捻指间诸关节。

第五节 结直肠癌

结直肠癌是全球最常见的恶性肿瘤之一,随着经济的发展和生活方式的改变,结直肠肿瘤的发病日益增多。

一、临床表现

结直肠癌早期症状不明显,发展后可出现以下症状。

(一)排便习惯和粪便性状的改变

排便习惯和粪便性状的改变常为最早出现的症状。多为排便次数增多,粪便不成形或稀便,粪便带血、脓或黏液,亦可发生便秘。

(二)腹部不适

腹部不适也是早期症状之一。常为定位不确切的持续性隐痛、不适或腹胀感,初为间歇性,后转为持续,发生肠梗阻则腹痛加重。

(三)腹部肿块

在结肠部位出现呈结节状质硬肿块,横结肠和乙状结肠部位的肿块可有一定活动度。如肿块肠外浸润或并发感染,则肿块固定且有明显压痛。

(四)肠梗阻症状

肠梗阻症状是结直肠癌的后期症状。多呈慢性低位不完全肠梗阻。一旦发生完全肠梗阻则症状加重。

(五)全身症状

患者可出现贫血、消瘦、乏力、低热等。晚期还可出现肝大、黄疸、水肿、腹水、锁骨上淋巴结肿大及恶病质等。

由于右侧结肠和左侧结直肠癌病理类型不同,临床表现也有区别。一般右侧结直肠癌的临床表现以全身症状、贫血和腹部肿块为主,而左侧结直肠癌则以肠梗阻、便秘、腹泻、便血等症状为主。

二、辅助检查

(一)实验室检查

1.大便隐血试验

在结直肠癌早期,病灶仅局限于黏膜层和黏膜下层时,尽管患者无明显症状出现,病灶处已经有出血点。多年来的研究已证实,粪便中带有微量出血是早期结直肠癌的异常现象。据统计,结直肠癌患者中50%～60%、结直肠息肉患者中30%大便隐血试验阳性。大便隐血试验属非特异性诊断方法,任何情况引起消化道出血时均可导致该试验阳性,但作为一种简便、快速的方法,对结直肠癌的高危人群定期进行检查,是早期发现患者的重要方式。结直肠癌表面容易出血,一般的大便隐血试验只要消化道内有2 mL左右的出血就可出现阳性。大便隐血试验的原理是检测粪便中的血红蛋白,目前国内外实验室普遍采用免疫学的单克隆和多克隆的双抗体夹心胶体金显色技术进行检测,其灵敏度高。单克隆抗体法检测时,不受饮食限制,快速、准确、简便、方便临床应用。有研究表明肠镜检出的腺瘤中大便隐血试验65%～75%呈阴性,检出的结直肠癌中大便隐血试验38%～50%呈阴性。由此可见,大便隐血试验阴性不能除外结直肠腺瘤或癌的可能。

2.肿瘤标志物检查

血清CEA升高没有明显特异性,在胃肠道其他癌肿和某些消化道良性疾病也可以升高。在结直肠癌患者中,绝大多数早期患者血清CEA不升高,但伴有远处转移或术后复发的患者,血清CEA常明显升高,因此可作为术后随访的监测指标。

3.血红蛋白

结、直肠发生病变或恶性肿瘤时,无论病变是急性期还是慢性期,肠黏膜都会发生不同程度的渗血和出血,导致患者全血血红蛋白降低,出现贫血症状。一般情况成年女性血红蛋白＜110 g/L、男性血红蛋白＜120 g/L时临床确定为贫血。

(二)影像学检查

1.纤维结肠镜检查

纤维结肠镜检查是目前诊断大肠内病变最有效、最安全和最可靠的检查方法,不但可以对病变的大小、范围做出判断,对全结肠的情况进行检查,对病变活检病理检查,而且对微小的病变可以直接进行摘除等治疗。对于微小的病变还可以通过染色等方法对病变的良、恶性做出判断。因此,在条件允许的情况下,所有怀疑患有结直肠癌的患者均应进行纤维结肠镜检查,即使是通过直肠指诊或乙状结肠镜确诊为直肠癌的患者也应进行检查,以排除同时多发癌。其缺点是有时对病变的定位不够准确,对检查者的技术要求比较高,而且患者有一定的痛苦。

2.X线结肠气钡双重造影检查

常规结肠钡剂灌肠检查对于诊断结直肠病变的敏感性较差,尤其是对<2 cm的病变常有困难。结肠气钡双重造影检查可以大大提高结直肠病变的诊断率,其最大的优点是对病变的形态、范围和部位可以有很好的显示,但不能做病理检查,对病变不典型的患者仍需通过纤维肠镜检查进行活检明确诊断。

三、分型

(一)大体分型

结直肠癌大体上可分为3种类型。

1.肿块型

肿块型(也称菜花型)向肠腔内生长,瘤体较大,呈球状或半球状,似菜花样,四周浸润较少,因此预后较好。

2.溃疡型

溃疡型多见,占50%以上。向肠壁深层生长并向周围浸润,早期可有溃疡,边缘不整齐,沿肠壁横向扩展,可成环状。易发生出血、感染或穿孔,转移较早。

3.浸润型

浸润型癌肿沿肠壁浸润,使肠腔狭窄,因浸润广,转移早,预后差。

(二)组织分型

结直肠癌可分为4种类型。

1.腺癌

腺癌占绝大多数(75%~85%),癌细胞排列成腺管或腺泡状。

2.黏液腺癌

黏液腺癌由分泌黏液细胞组成,占 10%～20%,癌细胞位于大片黏液中似小岛状,预后较腺癌差。

3.未分化癌

未分化癌的癌细胞较小,呈圆形或不规则形,排列不整齐,浸润明显,易侵入小血管和淋巴管,预后最差。

4.其他

有鳞状细胞癌,较少见。

四、分期

结直肠癌分期临床常用 AJCC/UICC 结直肠癌 TNM 分期系统(表 5-11、表 5-12)。

表 5-11　结直肠癌 TNM 定义

肿瘤项目	分期
原发肿瘤(T)	TX 原发肿瘤无法评估
	T0:无原发肿瘤证据
	Tis:原位癌
	T1:肿瘤侵犯黏膜下层(肿瘤突破黏膜肌层但未累及固有肌层)
	T2:肿瘤侵犯固有肌层
	T3:肿瘤穿透固有肌层到达结直肠旁组织
	T4:肿瘤侵犯腹膜脏层或侵犯或粘连于邻近器官或结构
	T4a:肿瘤穿透脏层腹膜(包括肉眼可见的肿瘤部位肠穿孔,以及肿瘤透过炎症区域持续浸润到达脏层腹膜表面)
	T4b:肿瘤直接侵犯或附着于邻近器官或结构
区域淋巴结(N)	NX:区域淋巴结无法评价
	N0:无区域淋巴结转移
	N1:有 1～3 枚区域淋巴结转移(淋巴结中的肿瘤直径≥0.2 mm)或无区域淋巴结转移,但存在任意数目的肿瘤结节
	N1a:有 1 枚区域淋巴结转移
	N1b:有 2～3 枚区域淋巴结转移
	N1c:无区域淋巴结转移,但浆膜下、肠系膜内或无腹膜覆盖的结肠/直肠周围组织内有肿瘤结节
	N2:有 4 枚及以上区域淋巴结转移
	N2a:有 4～6 枚区域淋巴结转移

肿瘤项目	分期
	N2b:有≥7 枚区域淋巴结转移
远处转移（M）	MX:远处转移无法评价
	M0:影像学检查无远处转移，即远隔部位和器官无转移肿瘤存在的证据（该分类不应该由病理医师来判定）
	M1:存在一个或多个远隔部位、器官或腹膜的转移

表 5-12　结直肠癌 TNM 分期

分期	T	N	M
0 期	Tis	N0	M0
Ⅰ期	T1,T2	N0	M0
ⅡA 期	T3	N0	M0
ⅡB 期	T4a	N0	M0
ⅡC 期	T4b	N0	M0
ⅢA 期	T1-T2	N1/N1c	M0
ⅢA 期	T1	N2a	M0
ⅢB 期	T3-T4a	N1/N1c	M0
ⅢB 期	T2-T3	N2a	M0
ⅢB 期	T1-T2	N2b	M0
ⅢC 期	T4a	N2a	M0
ⅢC 期	T3-T4a	N2b	M0
ⅢC 期	T4b	N1-N2	M0
ⅣA 期	AnyT	AnyN	M1a
ⅣB 期	AnyT	AnyN	M1b
ⅣC 期	AnyT	AnyN	M1c

五、中医治疗

(一)治疗原则

结直肠癌发生于肠道，与脾胃功能密切相关。脾胃为后天之本，脾气虚弱则脾不升清，胃阴不足则胃不降浊，故而湿浊塞滞。邪毒内侵，与痰湿、血瘀互结，久之形成肿块，阻碍中焦气血运行，使脾气更虚，胃失和降，最终造成肠腑不通。因此，脾胃虚弱，湿热蕴毒，痰瘀互结是其基本病机。故治宜健脾和胃，清热解毒,化瘀散结。

(二)辨证论治

1.湿热蕴结证

(1)证候:肛门坠胀,便次增多,大便带血,色泽暗红,或夹黏液,或下赤白,里急后重;舌红,苔黄腻,脉滑数。

(2)治法:清热利湿。

(3)方药:槐角地榆丸加减。

(4)组成:槐角(炒)、白芍(酒炒)、枳壳(炒)、荆芥、地榆炭、椿皮(炒)、栀子(炒)、黄芩、地黄。

2.气滞血瘀证

(1)证候:肛周肿物隆起,触之坚硬如石,疼痛拒按,或大便带血,色紫暗,里急后重,排便困难;舌紫暗,脉涩。

(2)治法:行气活血。

(3)方药:桃红四物汤合失笑散加减。

(4)组成:赤芍、地黄、川芎、桃仁、红花、五灵脂。

3.气阴两虚证

(1)证候:面色无华,消瘦乏力,便溏或排便困难,便中带血,色泽紫暗,肛门坠胀;或伴心烦,口干,夜间盗汗;舌红或绛,苔少,脉细弱或细数。

(2)治法:益气养阴,清热解毒

(3)方药:四君子汤合增液汤加减。

(4)组成:常用人参、茯苓、白术、甘草、玄参、莲心、麦冬、地黄等。恶心,加姜半夏、广陈皮、黄连、紫苏等;乏力,加女贞子、墨旱莲、黄芪、当归、补骨脂、菟丝子、大枣等;腹泻,加党参、干姜、黄芩、黄连、半夏、大枣、甘草等;便秘,加大黄(后下)、枳实、厚朴、麻子仁、瓜蒌仁、肉苁蓉、莱菔子等;腹胀,加薏苡仁、陈皮、鸡内金、炒麦芽、神曲、砂仁、扁豆等。

(三)其他疗法

1.中药灌肠法

中药灌肠法是将药液从肛门灌入或滴入肠道,达到治疗疾病的一种外治方法。有单独使用者,有配合化疗者,也有联合内服中药者。其方法简单,应用方便,通过辨证与辨病相结合用药,可治疗局部疾病,亦可用于治疗全身疾病。

(1)注意事项:①肛门、直肠和结肠等手术后或大便失禁患者,不宜使用该疗法。②操作前先了解患者的病变部位,掌握灌肠的卧位和插肛管深度,一般视病情而定。③为减轻肛门刺激,宜选用小号肛管,压力宜低,药量宜小;为促进药物吸收,插入不能太浅,操作前须嘱排空大便,必要时先做不保留灌肠。④一般用量200 mL以内,小剂量药液灌肠时应加倍稀释,以增加吸收率。⑤灌肠筒、洗器用后应消毒灭菌。肛管尽量采用一次性用品。

(2)中药灌肠用法。

中药灌肠治疗出血。①组方成分:生大黄、地榆炭各15 g,三七、五倍子各10 g,白花蛇舌草、藤梨根各30 g。②功能主治:收敛止血,可以有效控制出血。③用法用量:浓煎至100 mL,取汁放置后用纱布过滤,装入输液瓶内,温度保持在38～41 ℃,导管插入肛门15～30 cm,滴药速度为30～40滴/分,于每晚睡前行保留灌肠,1剂/日。10日为1个疗程,疗程间隔3～5日。

中药灌肠治疗癌性肠梗阻。①组方成分:生大黄(后下)10 g,芒硝(分冲)9 g,枳实12 g,厚朴15 g,白花蛇舌草30 g,半枝莲30 g。②功能主治:泄热通便解毒。③用法用量:两次煎液后取100～150 mL,2次/日,药液温度39～41 ℃,导管插入肛门15～20 cm,快速导入。灌后嘱患者先左侧卧,后右侧卧,最后平卧30分钟,再起床,保留1小时以上。

中药灌肠配合化疗。①组方成分:白花蛇舌草30 g,半枝莲、虎杖、炒地榆各20 g,山慈菇15 g、炒大黄6 g、延胡索10 g。②功能主治:减轻化疗不良反应。③用法用量:1剂/日,煎取50～100 mL,早、晚用50 mL注射器、橡皮导尿管灌肠,温度以38 ℃为宜。化疗:以5-氟尿嘧啶为主的常规化疗,对部分静脉化疗反应重者可将化疗药(如5-氟尿嘧啶,每次0.125 g)加入中药内灌肠。

2.中药贴敷

(1)注意事项:①贴敷前要详细询问病史及皮肤过敏史。有皮肤溃烂及过敏者、慢性湿疹禁用外敷治疗。②穴位贴药时,敷贴穴位不宜过多,每穴药量宜小,敷贴面积不宜过大,时间不宜过久,以免引起其他不良反应。③注意温度要适当,避免过凉粘贴不牢,过热烫伤皮肤。

(2)中药贴敷方。①降逆止吐贴。取穴:神阙、双足三里。药物:降逆止吐膏。(半夏、茯苓、泽泻、白豆蔻,各药粉按1:1:1:1比例混合,用生姜汁、蜂蜜调如膏状),化疗期间在神阙、双足三里进行穴位贴敷中药"降逆止吐膏",防治化疗引起的呕吐。用法:将穴位皮肤洗净,把中药膏2 g摊在磁疗贴上,立即贴附在穴位上,4～6小时后揭去,每日1次。②行气通腑贴。取穴:神阙、双涌泉。药物:行气通腑膏。(生大黄粉100 g,厚朴粉100 g,冰片研粉20 g,以食醋搅拌成糊状,分装成盒,每盒 10 g)作用,化疗期间在神阙、双涌泉进行穴位贴敷中药,防治化疗引起的便秘;也可以用于口服吗啡制剂引起的便秘。用法:将穴位皮肤洗净,把中药膏 2 g 摊在磁疗贴上,立即贴附在穴位上,4～6 小时后揭去,每日 1 次或中病即止。

3.中药泡洗

将中药和水盛于器械内,浸泡身体某部位,利用水温对皮肤、经络、穴位的刺激和药物透皮吸收以疏通经络、气血,能直接作用于病灶局部,达到改善症状、调节免疫以及康复保健等目的。

(1)注意事项:①有出血症状者,如咳血、便血、脑出血等,及活动性肺结核急性期禁止使用该疗法。②有皮肤溃烂及过敏者慎用该疗法。③水温不宜过高,以 30～38 ℃为宜,不宜超过 40 ℃。

(2)中药泡洗方。①组成成分:黄芪 60 g,地龙 15 g,土鳖虫 10 g,全蝎 10 g,川乌 15 g,水蛭 10 g,红花 30 g,附子 40 g 等。②功能主治:通利血脉。可有效预防奥沙利铂化疗所致神经毒性。③用法用量:中药煎取 2 000 mL,水温 45 ℃,放于腿浴治疗器,浸泡四肢,每日 1 次,每次 40 分钟,每周连用 5 日。

4.中药坐浴

通过疏通经络、流畅气血以改善局部和全身功能,促进局部血液循环,祛腐生肌,减轻黏膜渗出,达到行气活血、清热燥湿、止痛等目的。

(1)注意事项:①肛门、直肠和结肠等手术后或大便失禁患者,不宜使用该疗法。②药汤温度要适宜。坐浴时不可太热,以免烫伤皮肤或是黏膜,也不可太冷,以免产生不良刺激,以 40 ℃为适宜。

(2)中药坐浴方。①组方成分:黄柏 60 g,苦参 30 g,紫花地丁 60 g,蒲公英 60 g,制乳香 30 g,制没药 30 g,五倍子 15 g,莲房 30 g,槐花 15 g,地榆 15 g,大黄 25 g,蛇床子 15 g,防风 15 g。②功能主治:清热止痒。可用于低位直肠癌术后吻合口炎。③用法用量:煎取药汁 2 000 mL,1 剂/日,2 次/日,每次 1 000 mL。调温 37 ℃,每次 30 分钟,10 日为 1 个疗程。

5.针灸

针刺方案。①止痛穴位。组成:耳部的阿是穴。功能主治:镇痛。用于肿瘤本身或者治疗引起的周围性或中枢性神经源性疼痛。用法用量:耳针及耳穴局部 75%乙醇溶液消毒,针直刺入穴 0.7 mm,持续按压 25～55 分钟,以局部微痛为度。②促进肠蠕动穴位。组成:足三里、上巨虚、内关。功能主治:促进肠蠕动。用于促进结直肠癌根治术后肠蠕动的恢复。用法用量:接电针治疗仪。从

133

结直肠癌根治术后第1日开始,将电针针刺在以上穴位,电针治疗仪输出功率调至1挡位置,输出波为连续波,每日针刺2次,每次每穴针15分钟。③提高免疫功能穴位。组成:针刺取足三里、三阴交、内关、上巨虚、合谷、太溪、太冲、阴陵泉、阳陵泉等穴位;艾灸取神阙、关元、气海、足三里穴。功能主治:提高结直肠癌肝转移患者的免疫功能。用于结直肠癌肝转移患者。用法用量:每日2次,每次每穴针五分钟。

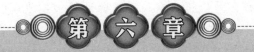

盆腔肿瘤

第一节 卵 巢 癌

卵巢癌是女性生殖器官常见的恶性肿瘤之一,发病率仅次于子宫颈癌和子宫体癌而列居第 3 位。但因卵巢癌致死者却占妇科肿瘤的首位,是严重威胁妇女生命的杀手。

一、临床表现

(一)下腹部不适

卵巢癌患者早期症状隐蔽,无任何不适,晚期随着肿瘤的增长和腹水的出现可有腹胀,下腹部不适、坠胀或疼痛,部分患者可触及下腹部包快,有时可伴有食欲缺乏、恶心、胃部不适等胃肠道症状。

(二)月经不调

可见月经周期及经血量紊乱,晚期见不规则性子宫出血及绝经后出血。

(三)腹水

卵巢癌常常出现腹腔或盆腔种植性转移引起的腹水,如腹水量大,则腹胀如鼓,腹内压增高,严重者可伴有心慌、气短及双下肢水肿。

(四)排便困难

如肿瘤增长迅速,进而压迫周围脏器,出现排尿困难或大便秘结,严重者可出现大便不通或肠梗阻。

(五)其他症状

晚期患者可出现进行性消瘦、贫血、发热等恶病质表现。如有远处转移可出现相应的临床表现。

早期卵巢癌只有在体积超出盆腔时才能偶然被发现,尤其在膀胱充盈时在耻骨联合上方可扪及肿块,或在妇科检查时发现盆腔肿块。如在直肠阴道凹陷部位检查到不规则结节,提示为恶性肿瘤种植病灶。并发腹水的患者腹部可叩到移动性浊音,应与卵巢良性肿瘤的腹水相鉴别,恶性腹水多为血性。有时可在锁骨上、腹股沟处扪及肿大淋巴结。绝经后妇女扪到与绝经前妇女相同大小卵巢时也应高度怀疑肿瘤的生长,需进一步检查。

二、辅助检查

(一)实验室检查

1.病理学检查

(1)细胞病理学检查:细胞病理学检查包括腹水细胞学、阴道后穹隆洗液细胞学及FNA等检查。

(2)组织病理学检查:行腹腔镜检查或剖腹探查时,对盆腔肿块或可疑部位可取样活检。卵巢癌的组织学分型复杂,以上皮性卵巢癌最常见。

2.肿瘤标志物检查

肿瘤标志物检查对卵巢诊断有重要参考价值。

(1)血清CA125:80%的卵巢上皮性肿瘤患者血清CA125水平升高,但近半数的早期病例并不升高,故不单独用于卵巢上皮性癌的早期诊断。90%以上的患者CA125水平与病程进展相关,因此在临床上更多运用于病情的检测和疗效的评估。

(2)AFP:AFP是检测卵巢生殖细胞肿瘤的重要指标。绝大多数卵黄囊瘤患者的AFP会升高,部分未成熟畸胎瘤、混合性无性细胞瘤及胚胎癌患者的AFP也可升高。此外,AFP也可作为生殖细胞肿瘤治疗前后及随访的重要标志物。

(3)血清人绒毛膜促性腺激素:对非妊娠性卵巢绒癌有特异性。

(4)血清人附睾蛋白4是继CA125后被高度认可的卵巢上皮性肿瘤标志物,目前推荐其与CA125联合应用来诊断盆腔肿块的良、恶性。

(二)影像学检查

1.超声检查

超声检查是卵巢癌筛查的首选检查方法,可明确卵巢有无占位性病变,判断肿瘤的良、恶性。肿瘤形态学特征是超声鉴别卵巢肿瘤良、恶性的主要标准。

2.腹盆腔 CT 扫描

腹盆腔 CT 扫描是卵巢癌最常用的检查方法,可观察病变内微小脂肪钙化,有助于对卵巢生殖细胞来源的肿瘤的检出,对于评价肿瘤的范围及腹膜转移有重要价值,可辅助临床分期,为首选检查方法。

3.盆腔 MRI

软组织分辨率高,其多参数、动态增强扫描可显示病变的组织成分性质和血流动力学特点,对于脂肪、出血等成分的观察有优势,其鉴别卵巢良、恶性肿瘤的准确度可达到 83%～91%;MRI 有助于确定盆腔肿块起源,并辅助 CT 进行卵巢癌的术前分期。

4.单光子发射计算机断层扫描

全身骨显像有助于卵巢癌骨转移的诊断,全身骨显像提示骨可疑转移时,对可疑部位可增加断层融合显像或 MRI、CT 等检查进一步验证。

5.PET-CT

PET-CT 能够反应病灶的代谢状况,治疗前 PET-CT 显像有助于卵巢癌良、恶性的鉴别诊断,有利于发现隐匿的转移灶,使分期更准确。推荐使用 PET-CT 适应证:①盆腔肿物良、恶性难以鉴别时。②卵巢上皮来源肿瘤治疗结束后随访监测。③恶性生殖细胞肿瘤及恶性性索间质肿瘤,随访过程中出现典型症状、体检发现异常或肿瘤标志物升高。

三、分型

卵巢癌按照其病理类型,可分为 3 种类型,分别为上皮性肿瘤、生殖细胞肿瘤和性腺间质肿瘤。

(一)上皮性肿瘤

上皮性肿瘤占卵巢恶性肿瘤的 60%～70%,最为多见。肿瘤起源于卵巢的上皮组织,进一步又可分为以下几种。

1.浆液性囊腺癌

浆液性囊腺癌为卵巢恶性肿瘤中最常见者,肿瘤多为双侧,早期即可发生腹腔内转移,预后较差;2/3 为双侧性,其癌细胞常以形成囊腔和乳头为特征,但或多或少仍保留原来的组织形态。有的形成大量有规则小囊腔,有时上皮突入腔内形成上皮簇或乳头的倾向。

2.卵巢子宫内膜样癌

卵巢子宫内膜样癌具有子宫内膜的组织学特点,发病率仅次于浆液性囊腺癌,肿瘤多为单侧,预后比一般的卵巢肿瘤好;肿瘤 55%～60% 为单侧,囊实性或大部分实性,囊液多为血性,有时伴有巧克力囊肿。外形光滑或结节状,或有表面乳头生长。镜下表现与子宫内膜癌相似,常见鳞状上皮化生。

3.黏液性囊腺癌

其发病率和恶性程度都不如浆液性囊腺癌;多房性较多,双侧虽不多,但在卵巢黏液性肿瘤中较良性多,有 5%～40%。外观光滑、圆形或呈分叶状,切面囊性、多房,伴有实性区域。囊内壁可见乳头,但较浆液性癌少。囊腔内含血性胶状黏液,实性区常见出血坏死。镜下特点为:上皮复层超过 3 层;上皮重度非典型增生,伴有黏液分泌异常;腺体有背靠现象;核分裂活跃;间质浸润。

4.透明细胞癌

透明细胞癌较少见,大多数在绝经后发病,恶性程度高;多为囊实性,质韧不十分硬,大小不等,单侧多,双侧可达 24%。切面呈鱼肉状,或淡黄色。常伴有出血坏死。仔细检查,常可发现子宫内膜异位。镜下可见透明细胞、鞋钉细胞及嗜酸性粒细胞。细胞核有异形,可见核分裂象。

(二)生殖细胞肿瘤

主要有 4 种,各具特点。

1.卵巢内胚窦瘤

卵巢内胚窦瘤(卵黄囊瘤)是卵巢恶性生殖细胞肿瘤中最常见的一种类型,占后者的一半以上,它是卵巢肿瘤中恶性程度最高的类型,血清甲胎蛋白是此肿瘤最特异的肿瘤标志物;多数为单侧,双侧多为转移所致。肿瘤通常体积较大,直径多超过 10 cm,呈圆形或卵圆形,表面光滑,包膜完整,切面灰白,组织脆,间质有胶状黏液,伴出血,坏死,易破裂。镜下结构复杂,主要为疏松网状结构和内胚窦样结构。肿瘤细胞呈扁平、立方、柱状或多角形。

2.卵巢未成熟畸胎瘤

卵巢未成熟畸胎瘤较常见,常可发生早期转移,术后很快复发,但发现肿瘤有向成熟类型转化,恶性程度亦递减的规律,但需要时间,采取反复手术以延长患者生命,争取时间让肿瘤转化,以使恶性程度大为改观;肿瘤多为单侧巨大肿物,包膜光滑,但常与周围组织有粘连或在手术中易撕裂。切面多以实性为主,伴有囊性区;偶见以囊为主者,囊壁有实性区域。实性区质软、细腻、有出血性坏死处呈杂色多彩状,有时见骨、软骨、毛发或脑组织;囊性区通常充以浆液、黏液或胶冻样物。镜下见肿瘤由来自三胚层的成熟和未成熟组织构成;外胚层主要是神经组织和皮肤,中胚层以纤维结缔组织、软骨、骨、肌肉和未分化的间叶组织为多见,内胚层主要为腺管样结构,有时可见支气管或胃肠上皮。这些组织处于不同的成熟阶段,无器官样排列。未成熟组织主要是指神经上皮组织,可形成菊形团或神经管结构,也可弥漫成片。

3.无性细胞瘤

无性细胞瘤较少见,其恶性程度较低,但该瘤常混合有其他成分,对放射治疗敏感,对化疗亦敏感;肿瘤多为单侧,中等大小,呈圆形、分叶状,包膜光滑,切面灰白色、质实,可有坏死出血。镜下见被结缔组织分隔的大圆形或多角形细胞群,周围有淋巴细胞浸润。此瘤常出现各种性腺功能低下或雌雄间体现象。

4.卵巢原发绒癌

卵巢原发绒癌很少见。

(三)性腺间质肿瘤

卵巢癌其中有些类型能分泌雌激素、孕激素或雄激素,故又称为功能性肿瘤,总的说来,这类肿瘤属于低度恶性的肿瘤。常见的为颗粒细胞瘤,是一种卵巢性索间质肿瘤,多为单侧,大小不一,表面光滑或分叶状,切面实性,色淡黄,一部分呈囊性变,有时有出血坏死。组织学特点是颗粒细胞围绕小囊呈放射状排列。颗粒细胞瘤具有内分泌功能,分泌雌激素,青春期前出现假性早熟,生育年龄引起月经紊乱,绝经期后内膜增生过长,甚至发生腺癌。

四、分期

临床常用卵巢癌的国际妇产科联合会(FIGO)分期(表 6-1)。

表 6-1　卵巢癌 FIGO 分期

分期	分期标准
I	肿瘤局限在一侧或双侧卵巢/输卵管
	肿瘤局限在一侧卵巢/输卵管
I A	包膜完整、卵巢和输卵管表面无肿瘤
	腹水或腹腔冲洗液无肿瘤细胞
	肿瘤局限在双侧卵巢/输卵管
I B	包膜完整、卵巢和输卵管表面无肿瘤
	腹水或腹腔冲洗液无肿瘤细胞
I C	肿瘤局限在一侧或双侧卵巢/输卵管,合并以下特征
I C1	肿瘤术中破裂
I C2	肿瘤术前破裂或卵巢或输卵管表面有肿瘤
I C3	腹水或腹腔冲洗液有恶性肿瘤细胞

分期	分期标准
Ⅱ	一侧或双侧卵巢/输卵管癌或原发腹膜癌伴有盆腔内肿瘤侵犯(骨盆缘以下)或腹膜癌
ⅡA	肿瘤侵及或种植于子宫/输卵管、卵巢
ⅡB	肿瘤侵及或种植于其他盆腔脏器
Ⅲ	肿瘤侵犯一侧或两侧卵巢或输卵管或原发腹膜癌,伴细胞学或组织学证实的盆腔外腹腔播散和/或腹膜后(盆腔和/或腹主动脉旁)淋巴结转移
ⅢA	
ⅢA1	仅有腹膜后淋巴结转移(细胞学或组织学证实)
ⅢA1i	转移灶最大径不超过 10 mm(≤10 mm)
ⅢA1ii	转移灶最大径超过 10 mm(>10 mm)
ⅢA2	镜下可见的盆腔外腹膜转移(骨盆边缘以上),伴或不伴腹膜后淋巴结转移
ⅢB	肉眼可见最大径不超过 2 cm 的盆腔外腹腔转移,伴或不伴腹膜后淋巴结转移
ⅢC	肉眼可见最大径超过 2 cm 的盆腔外腹腔转移,伴或不伴腹膜后淋巴结转移(包括未累及实质的肝、脾被膜转移)
Ⅳ	远处转移,不包括腹膜转移
ⅣA	伴有细胞学阳性的胸腔积液 肝、脾实质转移
ⅣB	腹腔外脏器转移(包括腹股沟淋巴结和超出腹腔的淋巴结) 肿瘤侵透肠壁全层

五、中医治疗

(一)治疗原则

1.辨证施治,分期用药

卵巢癌是妇科恶性肿瘤之最,中医药治疗是站在宏观的角度看待病情,防治特点是辨证施治,首先辨病的寒热虚实,其次辨病的标本缓急,并结合病变过程分期用药。

(1)早期:无自觉症状,肿块存在而无痛苦,舌苔脉象大多正常,此时正盛邪实,可以攻毒祛邪为主,兼以扶正。

(2)中期:肿瘤发展至一定程度,肿块增大,积瘀结气,冲、任、督、带脉受损,形体日渐消瘦,此为正虚邪盛之象,正邪相持,须攻补兼施。

(3)晚期:肿瘤已发生远端转移,积块坚硬如石,患者面黄肌瘦,昏然困卧或骨蒸发热,此为正不胜邪,应以扶正为主,寓攻于补。

2.中西结合,相得益彰

手术前期,正气未衰,邪气尚盛,治疗应以攻邪为主;术后胃肠蕴热腑气不通,治疗应以理气通便为主;化疗、放疗后可出现一系列胃肠道症状及血象改变,治疗应分别以和胃降逆、涩肠止泻,滋阴清热、益气养血为主。

(二)辨证论治

1.气滞血瘀

(1)证候:面色晦暗,形体消瘦,肌肤甲错,少腹胀痛,神疲乏力,腹部包块坚硬固定,舌紫暗或有瘀点,脉细或涩。

(2)治法:行气活血,软坚散结。

(3)方药:膈下逐瘀汤。

(4)组成:当归、桃仁、炙甘草、红花、川芎、牡丹皮、乌药、五灵脂、蜀羊泉、白花蛇舌草、蛇莓。

2.痰湿凝聚

(1)证候:形体肥胖,乏力肢肿,胸闷腹满,月经不调,腹部肿块,带下量多,舌体胖、边有齿痕,苔白腻,脉濡缓或滑。

(2)治法:化痰除湿,行气散结。

(3)方药:二陈汤加减。

(4)组成:制半夏、陈皮、白茯苓、炙甘草、胆南星、莪术、三棱、山慈菇、蜀羊泉、白花蛇舌草、蛇莓。

3.湿热瘀毒

(1)证候:身重困倦,腹胀有块,口干、口苦不欲饮,尿黄灼热,大便干或腹泻,肛门灼热,舌红,苔厚腻,脉弦滑或濡数。

(2)治法:清热化湿,解毒散结。

(3)方药:四妙丸加减。

(4)组成:苍术、薏苡仁、怀牛膝、黄柏、火麻仁、制大黄、蜀羊泉、白花蛇舌草、蛇莓。

4.气血亏虚

(1)证候:症见腹痛绵绵,少腹有包块,面色少华或无华,精神萎靡,心悸气短,头晕目眩,消瘦纳呆,舌质淡,苔薄白,脉细弱。

(2)治法:益气健脾,滋阴补血。

(3)方药:八珍汤加减。

(4)组成:党参、白术、白茯苓、炙甘草、当归、熟地黄、白芍、川芎、鸡血藤、蜀羊泉、白花蛇舌草、蛇莓。

5.水湿停聚

(1)证候:症见腹大胀满,入夜尤甚,面色苍白或苍黄,脘闷纳呆,神疲懒言,肢冷或下肢水肿,小便短少,大便稀溏,舌淡暗或淡紫、胖大有齿痕,苔白水滑,脉沉细无力。

(2)治法:补肾健脾,利水渗湿。

(3)方药:济生肾气丸加减。

(4)组成:制附子、白茯苓、泽泻、山茱萸、山药、车前子、牡丹皮、桂枝、熟地黄、猪苓、冬瓜皮、路路通、蜀羊泉、白花蛇舌草、蛇莓。

(三)其他疗法

1.中药贴敷

中药贴敷方包括香药酒、活血逐水汤、薏苡附子败酱散、独角莲敷剂、加味双柏散。

香药酒。①药物成分:乳香、没药、冰片各 30 g,红花 10 g。②用法用量:将上药放入 90%乙醇溶液 500 mL 中浸泡 3 日后,取少量澄清液备用。用棉签蘸适量药水搽于痛处,每日可反复使用,疗程不限。③功效主治:活血止痛。适用于卵巢癌腹痛者。

活血逐水汤。①药物成分:玄胡 40 g,乳香、没药、芫花、桃仁、血竭各 20 g。②用法用量:将上方煎至 100 mL,加冰片 3 g 调匀后外敷于腹部。③功效主治:活血止痛,利水消肿。适用于晚期卵巢癌疼痛伴腹水者。

薏苡附子败酱散。①药物成分:生薏苡仁 30～60 g,败酱草 15～30 g,熟附子5～10 g。②用法用量:上药加水煎 2 次,分 3 次将药液温服,药渣加青葱、食盐各 30 g,加酒炒热,乘热布包,外敷患外,上加热水袋,使热气透入腹内,每次 1 小时,每日 2 次。如热象重者,附子减半量,加红藤 30 g、蒲公英 15 g、地丁 15 g、制大黄(后下)10 g;发热重者,加柴胡 10 g、黄芩 10 g;湿象重者,加土茯苓 30 g、泽兰 10 g、苍术 10 g;血瘀重者,加三棱 12 g、莪术 12 g、失笑散 12 g;包块坚硬者,加王不留行 10 g、水蛭 5 g、蜈蚣 2 条。③功效主治:清热利湿散结,适用于卵巢癌见腹部包块者。

独角莲敷剂。①药物成分:鲜独角莲(去皮)。②用法用量:将独角莲捣成糊状,敷于肿瘤部位,上盖玻璃纸,包扎固定,24 小时更换一次(用于独角莲研细末,温水调敷也可)。③功效主治:解毒散结止痛。适用于各种卵巢癌包块坚硬、疼痛者。

加味双柏散。①药物成分:侧柏叶、大黄、黄柏、泽兰等 100~200 g。②用法用量:用蜜糖水调成糊状,微波炉加热至皮肤不觉烫为度,敷于肿瘤处或疼痛部位,上盖玻璃纸,包扎固定,4 小时后取走药物。③功效主治:活血祛瘀,消肿止痛。适用于卵巢癌包块坚硬、疼痛者;亦可用于卵巢癌所致腹水、肠梗阻出现腹胀痛者。

2.中药灌肠

(1)注意事项:①便血量多、肠壁巨大溃疡并肠壁变薄者,灌肠疗法有肠穿孔的风险,需慎用。②肠道肿物巨大合并直肠梗阻者,肛管难以通过者,不宜使用灌肠疗法。③避免使用质地较硬,管口边缘锐利的胶管灌肠。④为达最佳疗效,现多采用保留灌肠法,灌肠液滴速以 40~60 滴/分钟为宜,灌肠后嘱患者保留灌肠液 30 分钟以上再排出。

(2)中药灌肠方解毒得生煎。①药物成分:生大黄 20 g,黄柏 15 g,栀子 15 g,蒲公英 30 g,金银花 20 g,红花 15 g,苦参 20 g。②用法用量:将上方药物加水 800 mL,煎至 200 mL。从肛门插入导尿管 20~30 cm 深,注药后保留 30~60 分钟,每日 1 次。③功能主治:清热解毒,凉血活血。卵巢癌放疗后局部炎症、疼痛、肿胀者。

3.针灸

(1)处方:取足厥阴肝经,足阳明经,任脉经穴为主。取关元、气海、中极、天枢、三阴交、太冲。

(2)方义:关元、中极、气海疏通胞宫,调理冲任;天枢是治疗癥瘕的经验穴并理气活血;太冲、三阴交疏肝实脾,活血行气。

(3)辨证配穴:气滞血瘀型加肝俞、膈俞、血海以行气散瘀。痰湿蕴结型加脾俞、足三里、丰隆以补益脾胃,除湿化痰。肝肾阴虚型加肝俞、肾俞、太溪以滋补肝肾。气血两虚型加足三里、血海以补气养血,可灸。

(4)随症配穴:胁痛者,加阳陵泉;小腹痛甚加次髎。

(5)操作:毫针针刺,补泻兼施。每日 1 次,每次留针 30 分钟,10 次为一疗程。虚证可加灸。电针用疏密波,持续刺激 20~30 分钟。

第二节 子宫颈癌

子宫颈癌简称宫颈癌,是女性生殖系统中最常见的恶性肿瘤,在世界范围内,其发病率在女性恶性瘤中仅次于乳腺癌,年轻患者发病率呈上升趋势。

一、临床表现

(一)阴道流血

阴道流血是宫颈癌患者的主要症状,占 $80\%\sim85\%$,尤其是老年绝经后的妇女,阴道流血更应引起注意。

(二)阴道分泌物增多

阴道分泌物增多也是宫颈癌的主要症状,多发生在阴道出血之前,也有发生在阴道出血之后。最初量不多,无臭,随着病情加重,可产生浆液性分泌物,晚期多因感染出现大量脓性或米汤样恶臭白带。

(三)疼痛

疼痛是晚期宫颈癌的症状,多因肿瘤沿宫旁延伸,侵犯骨盆壁,压迫周围神经所致。常常表现为坐骨神经痛或一侧骶、髂部位的持续性疼痛。

(四)其他症状

如肿瘤侵犯到膀胱,患者可出现尿频、尿急、尿痛、下坠和尿血,常常被误诊为泌尿系统感染,严重的可形成膀胱-阴道瘘。如肿瘤侵犯直肠,可有下坠,排便困难,里急后重,便血等症状,进一步发展可出现阴道-直肠瘘。晚期常常伴有消瘦,贫血,发热等症状。也可因出现不同部位的远处转移而出现相应的症状。

早期宫颈癌患者多无明显症状。晚期患者可有远处转移,转移的部位不同,则出现的症状也不同,较常见的是锁骨上及腹股沟淋巴结转移,在其部位可出现结节或肿块。肿瘤可以通过血管或淋巴系统扩散到远处器官而出现相应部位的转移灶。

二、辅助检查

(一)实验室检查

1.病理学检查

中、晚期宫颈癌,伴有泌尿系统症状时应行膀胱镜检查,以正确估计膀胱黏膜和肌层有无受累,必要时行膀胱壁活检,以确诊及指导分期。

2.肿瘤标记物

有报道 CEA、CMA26 和 M29 在宫颈癌中出现一定比例的阳性,但特异性不高。自近年发现鳞癌相关抗原以来,SCC 敏感性在原发性宫颈癌为 44%～67%,复发率为 67%～100%,特异性为 90%～96%。SCC 的表达率随临床分期 I(29%)到Ⅳ期(89%)而逐渐递增,并与肿瘤分化程度有关。在宫颈鳞癌根治术后 SCC 明显下降,复发时活性重新出现,故可用于疗效的监测和疾病的复发。

(二)影像学检查

1.膀胱镜检查

中、晚期宫颈癌,伴有泌尿系统症状时应行膀胱镜检查,以正确估计膀胱黏膜和肌层有无受累,必要时行膀胱壁活检,以确诊及指导分期。

2.静脉肾盂造影

了解输尿管下段有无癌组织压迫或浸润而致梗阻,以利准确分期和治疗。

3.阴道镜检查

阴道镜在强光源下用双目立体放大镜直接观察子宫颈、阴道的病变,是早期诊断子宫颈癌及癌前病变的重要辅助方法之一。对细胞学检查异常或临床可疑者需行阴道镜检查。该检查可发现肉眼未发现的亚临床病灶,并在可疑部位活检,提高活检的阳性率及准确性。

三、分型

(一)大体分型

子宫颈癌大体可分为糜烂型、外生型、内生型、溃疡型。

(二)组织分类

目前宫颈癌病理类型主要参考世界卫生组织公布的病理分型。

(1)鳞状细胞肿瘤及癌前病变:①子宫颈鳞状上皮内病变。②鳞状细胞癌,HPV 相关。③鳞状细胞癌,HPV 非相关。④鳞状细胞癌,NOS。

(2)腺癌及癌前病变:①原位腺癌,HPV 相关。②原位腺癌,HPV 非相关。③腺癌,HPV 相关,其中包括普通型、黏液腺癌(NOS)、黏液腺癌(肠型)、黏液腺癌(印戒细胞型)、浸润性复层产生黏液的腺癌、绒毛管状腺癌。④腺癌,HPV 非相关,胃型。⑤腺癌,HPV 非相关,透明细胞型。⑥腺癌,HPV 非相关,中肾管型。⑦其他类型腺癌。

（3）其他上皮肿瘤：①癌肉瘤。②腺鳞癌和黏液表皮样癌。③腺样基底细胞癌。④子宫颈癌，无法分类。⑤神经内分泌肿瘤，其中包括 NET1/2、神经内分泌癌两者类型。神经内分泌癌又分为大细胞神经内分泌肿瘤、小细胞神经内分泌肿瘤。

四、分期

TNM 分期是目前应用最广泛的一种恶性肿瘤分期系统，绝大多数实体瘤均采用此种分期方法，但就妇科肿瘤而言，更常用的却是基于临床检查来判断肿瘤解剖学范围的 FIGO 的临床分期，见表 6-2。

表 6-2　宫颈癌 TNM 分期与 FIGO 分期

TNM 分期	FIGO 分期	分期标准
TX		原发肿瘤无法评估
T0		无原发性肿瘤证据
T1	Ⅰ	肿瘤局限于子宫颈（忽略向子宫体的侵犯）
T1a	Ⅰ A	显微镜下诊断的浸润癌，最大间质浸润深度≤5 mm
T1a1	Ⅰ A1	间质浸润深度≤3 mm
T1a2	Ⅰ A2	间质浸润深度>3 mm，≤5 mm
T1b	Ⅰ B	镜下最大间质浸润深度>5 mm；肿瘤局限于子宫颈，测量肿瘤最大径线
T1b1	Ⅰ B1	间质浸润深度>5 mm，最大径线≤2 cm
T1b2	Ⅰ B2	最大径线>2 cm，≤4 cm
T1b3	Ⅰ B3	最大径线>4 cm
T2	Ⅱ	肿瘤侵犯超出子宫，但未达阴道下 1/3 或盆壁
T2a	Ⅱ A	累及阴道上 2/3，无宫旁浸润
T2a1	Ⅱ A1	最大径线≤4 cm
T2a2	Ⅱ A2	最大径线>4 cm
T2b	Ⅱ B	有宫旁浸润，但未达骨盆壁
T3	Ⅲ	肿瘤累及阴道下 1/3，和/或扩散至盆壁，和/或导致肾积水或肾无功能
T3a	Ⅲ A	肿瘤累及阴道下 1/3，未扩散至盆壁
T3b	Ⅲ B	肿瘤扩散至盆壁，和/或导致肾盂积水或肾无功能（除外其他原因所致）
T4	Ⅳ A	肿瘤侵犯膀胱黏膜或直肠黏膜（活检证实），泡样水肿不属于Ⅳ A 期
NX		区域淋巴结无法评估
N0		无区域淋巴结转移
N0(i+)		区域淋巴结的孤立肿瘤细胞
N1	Ⅲ C1	区域淋巴结转移：局限于盆腔淋巴结

TNM 分期	FIGO 分期	分期标准
N1mi	ⅢC1	盆腔区域淋巴结转移,最大径线>0.2 mm,≤2 mm
Na	ⅢC1	盆腔区域淋巴结转移,最大径线>2 mm
N2	ⅢC2	区域淋巴结转移:腹主动脉旁淋巴结转移
N2mi	ⅢC2	腹主动脉旁淋巴结转移,最大径线>0.2 mm,≤2 mm
N2a	ⅢC2	腹主动脉旁淋巴结转移,最大径线>2 mm
M0		无远处转移
cM1	ⅣB	临床诊断的远处转移(包括转移至腹股沟淋巴结、腹膜、肺、肝、骨等,不包括盆腔和腹主动脉旁淋巴结、阴道的转移)
pM1	ⅣB	病理确诊的远处转移(包括转移至腹股沟淋巴结、腹膜、肺、肝、骨等,不包括盆腔和腹主动脉旁淋巴结、阴道的转移)

五、中医治疗

(一)治疗原则

1.治本病,重在早期诊断与治疗

早期诊断及治疗,是临床提高子宫颈癌完全缓解率的重要因素。对未病者(指癌前病变)要积极治疗,防止子宫颈癌的发生;对已病者积极采用中、西医措施,如手术、放、化疗、中药祛邪解毒等,防止病情恶化、扩散。此即善治病者治未病与既病防变之意。

2.内外结合,采取多种途径

辨证施治是中医之精华,根据患者的具体情况,因时、因地、个体化治疗,具有很好的治疗效果,但由于汤药口服很难直达病所,而外用药则直达病处,直接作用于患处,故而,临床应采取多种途径治疗,内外结合,协同发挥药物作用,以提高临床疗效。

3.顾护脾胃,提高患者抗病能力

目前,放、化疗仍是治疗子宫颈癌的主要手段,但在放、化疗过程中,患者常出现胃肠道反应,如恶心、呕吐等脾胃受损症状。而脾为后天之本、气血生化之源。脾胃虚弱,气血亏虚,将使机体抗病能力下降,影响放、化疗方案的进一步实施。因此,在治疗过程中要时时保护胃气,根据具体情况,适当选用健脾化痰、化湿降浊、醒脾和胃之品,以使脾胃健,气血盛,机体免疫能力提高,邪祛而不伤正,患者方能早日康复。

4.中西合璧,增添效应

目前单纯中医或西医治疗子宫颈癌虽取得了一定疗效,但仍有许多不足之处,如放、化疗的毒副作用。而中西医结合治疗该病,临床取得了满意效果,二者取长补短,协同发挥作用,使子宫颈癌的完全缓解率有了明显的提高。临床遇该病应以中西医结合治疗,以提高临床效果。

(二)辨证论治

1.肝郁气滞,冲任失调

(1)证候:白带增多,偶带血丝,小腹胀痛,月经失调,情志郁闷,心烦易怒,胸胁胀闷不适,舌苔薄白,脉弦。

(2)治法:疏肝理气,调理冲任。

(3)方药:逍遥散合二仙汤加减。

(4)组成:柴胡、当归、白术、白茯苓、香附、白芍、仙茅、淫羊藿、莪术、仙鹤草、白茅根。

2.肝经湿热,毒蕴下焦

(1)证候:白带量多,色如米泔或浊黄,气味秽臭,下腹、腰骶酸胀疼痛,口干口苦,大便秘结,小便黄赤,舌质红,苔黄或腻,脉滑数。

(2)治法:清热利湿,疏肝解毒。

(3)方药:龙胆泻肝汤加减。

(4)组成:龙胆草、柴胡、栀子、车前子、当归、泽泻、炙甘草、黄柏、椿皮、白芍、土茯苓。

3.肝肾阴虚,瘀毒内蕴

(1)证候:白带量多,色黄或杂色,有腥臭味,阴道不规则出血,头晕耳鸣,手足心热,颧红盗汗,腰背酸痛,下肢酸软,大便秘结,小便涩痛,舌质红绛,苔少,脉细数。

(2)治法:滋阴清热,化瘀解毒。

(3)方药:知柏地黄汤加减。

(4)组成:知母、黄柏、熟地黄、山茱萸、山药、牡丹皮、泽泻、白茯苓、鳖甲、半枝莲、蛇莓。

4.脾肾阳虚,瘀毒下注

(1)证候:白带量多,有腥臭味,崩中漏下,精神疲惫,面色苍白,颜目水肿,腰酸背痛,四肢不温,纳少乏味,大便溏薄,小便清长,舌淡胖,苔薄白,脉沉细无力。

(2)治法:健脾温肾,化湿解毒。

(3)方药:完带汤加减。

(4)组成:党参、山药、苍术、白术、陈皮、车前子、炙甘草、柴胡、椿皮、黄柏、薏苡仁。

(三)其他疗法

1.中药贴敷

中药贴敷方:①乌梅炭 32 g、鸦胆子 5 g、生马钱子 5 g、轻粉 10 g、雄黄 10 g、砒石 10 g、硇砂 10 g、元寸 0.9 g、冰片 3 g,以败毒祛腐,共为末外敷。②黄连 15 g、黄芩 15 g、黄柏 15 g、紫草 15 g、硼砂 30 g、枯矾 30 g、梅片适量,以清热解毒,治疗早期宫颈癌。③血竭 10 g、炉甘石 10 g、白及 10 g、胆石膏 90 g、橡皮 10 g、枯矾 15 g、青黛 10 g,共为细末外敷。

2.中药纳药及栓剂

(1)三品一条枪锥切治疗早期宫颈癌。①"三品":明矾 60 g,白砒 45 g,雄黄 7.2 g,没药 3.6 g。制法:白砒及明矾分别研成粗粉,混合后锻制成白色块状物,研细加雄黄、没药粉,混合均匀,压制成型,紫外线消毒后备用。②双紫粉:紫草、紫花地丁、草河车、黄柏、墨旱莲各 30 g,冰片 3 g。制法:共同研成细末,高压消毒后供外用。③鹤酱粉:仙鹤草、败酱草、金银花、黄柏、苦参各 30 g,冰片 3 g。制法:共同研成细末,高压消毒后供外用。适应证:宫颈重度非典型增生、宫颈鳞状上皮原位癌(包括累及腺体)、宫颈鳞癌Ⅰa期。"三品"具有促使宫颈组织凝固坏死、自溶脱落作用,是主要药物;双紫粉或鹤酱粉具有清热解毒、制腐止血作用,是辅助药物,可任选一种。

(2)催脱钉。药物:山慈菇、枯矾各 18 g,白砒 9 g,蛇床子、硼砂、冰片各 3 g,雄黄 2 g,麝香 0.9 g。制法:诸药研为细末,加适量江米糊,制成 1 mm 左右钉剂,阴干。适应证:以早期宫颈癌为主;宫颈鳞状上皮非典型增生。

(3)胆栓。药物:麝香、枯矾、雄黄、猪胆汁、冰片、硼砂、青黛、白花蛇舌草、茵陈、黄柏、百部、蓖麻油等。制法:制成栓剂,阴道给药,每晚 1 粒,10 次为 1 个疗程。适应证:具有清热解毒、软坚化腐、收敛生肌、止痛止血之功能,适用于宫颈癌患者。

(4)南星半夏散。药物:生南星 60 g,生半夏、明矾各 30 g,山豆根 15 g,蜈蚣 10 条。制法:共将上药末平分 20 份,每次 1 份,用有尾棉球蘸满药末,纳入病变部位,每日早晚各换 1 次。适应证:具有燥湿化痰、攻毒散结的功效,适用于宫颈癌患者。

(5)癌散。药物:碘仿 40 g,枯矾 20 g,砒霜石、硇砂各 10 g,冰片适量。制法:以上诸药研成细末,用甘油明胶或柯豆脂为基质做成含 15%～20% 的治癌散、栓剂。

3.中药灌肠疗法

中药灌肠方:白头翁 15 g、地榆炭 15 g、乌贼骨 15 g、白及 15 g、黄连 6 g、三七 3 g、血竭 3 g,上药浓煎,取汁 200 mL,保留灌肠,每日 1 次,15 日为 1 个疗程。

4.针刺

(1)取穴:气海、子宫、蠡沟、三阴交。如宫颈疼痛者,加太冲、太溪;带下多者,加丰隆、地机;尿频、尿血者,加中极。针刺,以平补平泻手法为主,留针 15～20 分钟,每日 1 次,针刺 10～12 次为 1 个疗程。适用于宫颈癌患者。

(2)取穴:合谷、天枢、上巨虚、足三里。里急后重者,加气海;黏液便者,加阳陵泉、三阴交;血便者,加下巨虚。针刺,平补平泻,得气后留针 20 分钟,每日 1 次。适用于宫颈癌放疗后引起的放射性直肠炎患者。

(3)取穴:大椎、足三里、血海、关元。针刺,平补平泻,得气后留针 20 分钟,每日 1 次。适用于宫颈癌放疗后白细胞降低患者。

第三节　子宫内膜癌

子宫内膜癌是女性生殖器官最常见的恶性肿瘤之一,占女性生殖道恶性肿瘤的 20%～30%,也称为宫体癌。

一、临床表现

(一)阴道流血

(1)绝经后阴道流血为子宫内膜癌患者的主要症状,子宫内膜癌患者多为绝经后妇女(占 70%～75%),90% 以上有阴道流血症状,可为少量血性排液或仅见内裤血染,呈持续性或间断性,偶见大量阴道流血者。绝经时间愈长出现阴道流血者,发生子宫内膜癌的概率越高。

(2)围绝经期妇女月经紊乱:约 20% 的子宫内膜癌患者为围绝经期妇女,多表现为月经周期紊乱、经期延长或经量增多,亦可表现为不规则阴道流血。

(3)40 岁以下妇女月经紊乱或经量增多,年轻患者近年有增多趋势(5%～10%),多表现为一段月经稀发、闭经后继发月经过多或淋漓不尽。

(二)异常阴道排液

约 1/3 患者阴道排液量增多,呈浆液性或血性液,若合并宫腔积脓,则呈脓性或脓血性,恶臭。但远不如宫颈癌显著,单纯表现为分泌物异常而不伴出血者较少见。

(三)疼痛

通常不引起疼痛。晚期癌肿浸润周围组织或压迫神经而引起下腹及腰骶部疼痛,并可向下肢及足部放射。癌灶侵犯宫颈,堵塞宫颈管导致宫腔积脓时,出现下腹胀痛及痉挛样疼痛。

(四)其他

晚期癌肿患者可出现贫血、消瘦、恶病质。远处转移时则有相应部位的症状。

二、辅助检查

(一)实验室检查

1.病理学检查

对于绝经后阴道流血,阴道超声检查证实子宫内膜厚度>4 mm,或持续或反复出血的女性,无论内膜厚度如何,都应立即行组织病理学检查。

(1)子宫内膜活检:内膜活检是子宫内膜癌明确诊断的必要方法。子宫内膜活检病理结果需要详细描述,有助于确定患者的整体治疗方案。早期内膜小癌灶的诊断敏感性较差,只有病灶>50%宫腔面积时,方能检出。

(2)诊断性分段刮宫术:鉴于子宫内膜活检可能有约 10%的假阴性,如果高度怀疑子宫内膜癌或具有典型症状,子宫内膜活检阴性者,应在麻醉下再次对宫颈管、子宫底部和角部、峡部子宫腔分步进行刮宫,刮取其内膜组织做病理学检查,以减少漏诊。

(3)宫腔镜检查:对有持续或反复的未明确内膜病变的阴道流血者,宫腔镜辅助检查有助于判断子宫内膜病变的性质。子宫内膜活检并不能精确判断子宫内膜病变浸润深度,对子宫肌层的恶性肿瘤如间质肿瘤也不能鉴别。宫腔镜可以直视观察宫颈管及宫腔情况,特别是宫角部分及小病灶,在直视下准确采取可疑内膜组织进行活检,可提高诊断准确性,避免常规诊刮的损伤和漏诊。

2.肿瘤标志物检查

子宫内膜癌还没有已知敏感的肿瘤标志物可用于诊断与随访。对于有子宫外病变的患者,较敏感的是血清 CA125。CA125 有助于监测临床治疗效果。值得注意的是,腹膜炎症、放射损伤的患者或有胸腔积液的患者,CA125 可能会异常升高。而阴道孤立转移的患者 CA125 并不升高,因此在缺乏其他临床发现的时候不能预测复发。

(二)影像学检查

1.超声检查

目前比较强调绝经后出血患者进行超声检查作为初步检查。经阴道超声检查为最常用的无创辅助检查方法,可以了解子宫大小、宫腔内有无赘生物、内膜厚度、肌层有无浸润、附件肿物大小及性质等。绝经后妇女内膜厚度<5 mm时,其阴性预测值可达 96%。如子宫内膜厚度>5 mm 时,应对绝经后患者进行子宫内膜活检。

2.磁共振

磁共振成像(盆腔 MRI)是子宫内膜癌首选的影像学检查方法。MRI 能够清晰显示子宫内膜及肌层结构,用于明确病变大小、位置,是否侵犯肌层、宫颈、阴道,是否侵犯子宫体外、阴道、膀胱及直肠,以及盆腔内的肿瘤播散,观察盆腔、腹膜后区及腹股沟区的淋巴结转移情况。有助于肿瘤的鉴别诊断(如内膜息肉、黏膜下肌瘤、肉瘤等),以及评价化疗的疗效及治疗后随诊。

3.CT

CT 对早期病变诊断价值仍有限。CT 优势在于显示中晚期病变,评价病变侵犯子宫外、膀胱、直肠情况,显示腹盆腔、腹膜后及双侧腹股沟区淋巴结转移,以及腹盆腔其他器官及腹膜转移情况。对于有 MRI 禁忌证的患者应选择 CT 扫描。子宫内膜癌常规行胸部 X 线摄片,但为了排除肺转移,必要时应行胸部 CT 检查。

4.PET-CT

PET-CT 较少用于子宫内膜癌初诊患者。但存在下列情况时,可推荐有条件患者在治疗前使用 PET-CT。①有临床并发症不适合行手术治疗的患者。②怀疑存在非常见部位的转移,比如骨骼或中枢神经系统。③活检病理提示为高级别肿瘤,包括低分化子宫内膜癌、乳头状浆液性癌、透明细胞癌和癌肉瘤。PET-CT 不推荐常规应用于子宫内膜癌治疗后的随访,仅当怀疑出现复发转移时考虑行 PET-CT 检查。

三、分型

根据 WHO 子宫体肿瘤的分类,可将子宫体肿瘤分为癌前病变和子宫内膜癌。其中子宫内膜癌又可以分为子宫内膜样癌、浆液性癌、透明细胞癌、未分化癌、去分化癌、混合癌、癌肉瘤、其他子宫内膜癌（中肾管癌、胃型腺癌等）。

四、分期

采用 AJCC TNM 系统和 FIGO 子宫内膜癌手术分期系统（表 6-3），适用于子宫体癌和癌肉瘤。

表 6-3　子宫内膜癌的 TNM 和 FIGO 分期

TNM 分期	FIGO 分期	
TX		原发肿瘤不能评估
T0		无原发肿瘤的证据
T1	Ⅰ	肿瘤局限于子宫体，包括宫颈腺体受累
T1a	Ⅰ A	肿瘤局限于子宫内膜或侵犯子宫肌层＜1/2
T1b	Ⅰ B	肿瘤侵犯子宫肌层≥1/2
T2	Ⅱ	肿瘤侵犯宫颈间质结缔组织，但未超出子宫，不包括宫颈腺受累
T3	Ⅲ	肿瘤累及浆膜、附件、阴道或子宫旁组织
T3a	Ⅲ A	肿瘤累及浆膜和/或附件（直接浸润或转移）
T3b	Ⅲ B	阴道受累（直接浸润或转移）或子宫旁受累
T4	Ⅳ A	肿瘤侵犯膀胱黏膜和/或肠黏膜（大疱性水肿不足以将肿瘤归类为 T4）
N		区域淋巴结
NX		无法评估区域淋巴结
N0		无区域淋巴结
N0(i＋)		区域淋巴结中孤立肿瘤细胞≤0.2 mm
N1	Ⅲ C1	盆腔淋巴结转移
N1mi	Ⅲ C1	盆腔淋巴结转移（直径＞0.2 mm 但≤0.2 mm）
N1a	Ⅲ C1	盆腔淋巴结转移（直径＞0.2 mm）
N2	Ⅲ C2	腹主动脉旁淋巴结转移，伴或不伴盆腔淋巴结转移
N2mi	Ⅲ C2	腹主动脉旁淋巴结转移（直径＞0.2 mm 但≤0.2 mm），伴或不伴盆腔淋巴结转移
N2a	Ⅲ C2	腹主动脉旁淋巴结转移（直径＞0.2 mm），伴或不伴盆腔淋巴结转移
M		远处转移
M0		无远处转移
M1	Ⅳ B	远处转移（包括腹股沟淋巴结转移，腹腔内转移，肺、肝或骨转移，不包括盆腔或主动脉旁淋巴结、阴道、子宫浆膜或附件的转移）

五、中医治疗

(一)治疗原则

1.辨病因,正虚为本,痰瘀为标

子宫内膜癌的形成,多因痰浊瘀血等有形实邪结聚而成,临床可见阴道不规则出血或伴有血块,小腹可触及肿块,疼如刀割,固定不移等,此为该病之标。细审病因,痰瘀之形成,无不与肝、脾、肾诸脏虚损有关。肝郁气滞而血瘀,脾虚生痰,痰阻气滞或气虚血瘀,肾虚不固,使湿浊下泄,诸带丛生。可见"子宫内膜癌"的形成,以正气虚损为本,痰瘀交阻为标。

2.论治法,祛邪为主,勿忘扶正

正虚邪实贯穿该病之始终,因此,扶正祛邪为该病治疗之准则。由于正虚与邪实在疾病演变过程中之轻重程度不一,故在治疗过程中亦有偏重。早期正虚较轻,痰浊瘀血等病理产物较为显著,此时应以祛邪为主,选方用药以清热解毒,化痰祛瘀之品为重点,可少佐扶正之品。后期患者正气虚损较为明显,而瘀血痰浊等邪更加胶结难祛;若仍以祛邪为主,恐欲速则不达,徒伤正气,此时急当扶正为主,迅速改善患者的功能状况,提高抗病能力,待正气恢复,再祛其邪,以期缓图收功。总之,该病治疗重点在于不忘祛邪,又时时保其正气。祛邪勿忘扶正,扶正勿忘祛邪为其准则。

3.看效果,中西结合,疗效较彰

对子宫体癌单纯以西医药治疗,其有效率仅为30%左右,而单纯中药治疗时间长,疗效差,故应以中西医结合为主,取长补短,相得益彰。临床一般根据患者患病时间长短,身体状况及手术指征,采取手术前后加化疗,配合中医辨证施治,手术后中医以扶正为主,兼清余邪。若患者不能手术,可采用化疗加中药进行治疗,此时选用中药是以扶正为主;化疗期以调理脾胃为主,在顾护胃气的同时对抗化疗所致的各种毒副作用。化疗后仍以扶正为原则,或益气养阴,或健脾补肾,或益气生血,以提高患者的抵抗能力,延长缓解期,同时为下一次化疗打下基础。

(二)辨证论治

1.冲任失调

(1)证候:少腹胀满,经事不调,阴道不规则出血,经量增多或时间延长,面色不华,舌质淡,舌体胖,脉细。

(2)治法:疏肝理气,调理冲任。

(3)方药:柴胡疏肝散合十全大补汤加减。

(4)组成:柴胡、当归、地黄、白芍、黄芪、党参、白术、茯苓、鹿角片、山慈菇、半枝莲。

2.下焦湿热

(1)证候:少腹不舒,带下绵绵,色黄腥臭,或有色带,腰膝酸软,苔薄黄,脉濡滑。

(2)治法:清利湿热,解毒散结。

(3)方药:二妙丸合消瘰丸加味。

(4)组成:苍术、黄柏、牛膝、玄参、夏枯草、生牡蛎、生地榆、白花蛇舌草、浙贝母、半枝莲、车前草。

3.气滞血瘀

(1)证候:少腹胀满,时缓时急,甚则疼痛,痛有定处、钝痛或锐痛,舌紫、边有瘀斑或斑点,苔薄,脉弦涩。

(2)治法:理气散结,活血化瘀。

(3)方药:膈下逐瘀汤加味。

(4)组成:当归、地黄、三棱、莪术、天花粉、川楝子、延胡索、赤芍、台乌药、生牡蛎、郁金。

(三)其他疗法

1.针刺

主穴取腰俞、命门、带脉、次髎、三阴交,中等强度刺激,留针10分钟,每日1次,5日为一疗程,用于止痛;针刺人中、合谷,用于出血过多发生的昏厥;针刺断红穴,有止血的作用。

2.艾灸

灸百会穴,用于出血过多而发生的昏厥。灸断红穴有止血的作用。

3.耳针

主穴取子宫、交感、神门,或子宫、卵巢、内分泌、肾上腺皮质下、肝、肾,每次选2~3个穴位交替使用。

4.敷贴法

(1)香子酒:水红花60 g,麝香1.5 g,阿魏15 g,急性子15 g,甘遂9 g,大黄15 g,巴豆10粒,白酒500 g。各药捣碎,纳入猪膀胱内,外敷痛处。

(2)雄参膏:雄黄15 g,白矾15 g,硇砂1 g,黄柏30 g,乳香15 g,没药15 g,麝香2 g,蟾酥2 g,苦参30 g,冰片2 g。以上各药研末,用蛋黄调膏敷患处,每日

1次。

5.穴位注射

取三阴交、肾俞两穴,每穴注入徐长卿注射液0.5～2 mL,或两穴交替使用。

第四节　前列腺癌

前列腺癌是发生于前列腺腺体的恶性肿瘤,主要原发部位为后侧包膜下腺体及外生部分。前列腺癌好发于老年男性,发病高峰在70～90岁。

一、临床表现

前列腺癌早期多无症状,凡50岁以上男性排尿如有不适应立即就诊检查。只有当肿瘤增大至阻塞尿路时,才会出现排尿困难,小便淋沥,进而有排尿费力,尿线变细,尿潴留,尿失禁等,其时多已属晚期,常伴腰骶部疼痛、下肢水肿、贫血、骨痛、骨折、食欲缺乏、乏力等。最常见的四大主症:小便淋沥,排尿困难,前列腺硬结,会阴部疼痛。

直肠指检可见腺体增大,坚硬结节,高低不平,中央沟消失,甚至可侵及肠壁、阴囊,可扪及条索状且向双侧骨盆伸展的肿块。

二、辅助检查

(一)实验室检查

1.病理学检查

(1)尿液或前列腺液涂片细胞学检查:由于前列腺患者前列腺液中可能有癌细胞,因而可在尿液或前列腺液的涂片检查中发现。前列腺液可用导管法采取。涂片只能作为辅助方法,不能代替前列腺活检。

(2)经直肠或会阴部前列腺穿刺活检:经直肠前列腺穿刺活检的准确率可达80%～90%。用B超导引穿刺可显著提高准确率。

2.肿瘤标志物检查

(1)前列腺特异性抗原(PSA)的测定:一般认为,PSA超过10 ng/mL已有诊断意义,其值与前列腺癌分期、分级均有关。另外,PSA指数、PSA密度及血清游离PSA与血清总PSA测定(F/T)均有助于与前列腺增生症鉴别。

（2）前列腺特异性酸性磷酸酶是由前列腺上皮细胞酶体产生,是另外一种较为特异的肿瘤标志物,阳性率约为 60%,晚期患者阳性率可高达 80%～90%。

（二）影像学检查

1.B 超

根据内部回声的不同有助于鉴别癌和前列腺结节。超声普查前列腺癌在国外应用较广,特别是高发人群。

2.CT 及 MRI

CT 及 MRI 对前列腺癌Ⅲ期以上的诊断阳性率可达 95%左右,并可判断周围浸润程度及盆腔淋巴结转移情况。有助于前列腺癌的分期及了解前列腺区解剖关系。

3.骨扫描或 X 线检查

前列腺癌常引起成骨性骨转移,骨扫描或 X 线检查有助于骨转移的诊断。

三、分型

前列腺癌绝大多数为腺癌,少数为鳞状上皮细胞癌或移行上皮癌,75%发生于后叶,其次为前叶和侧叶,亦有部分多发性。除前列腺癌之外,前列腺原发性恶性肿瘤的其他类型包括上皮来源的导管腺癌、尿路上皮癌、鳞状细胞癌、基底细胞癌、神经内分泌分化的腺癌、小细胞癌、间叶组织来源的平滑肌肉瘤和横纹肌肉瘤,以及恶性淋巴瘤。

四、分期

前列腺癌 TNM 分期（表 6-4）综合了 T、N、M、PSA 和 Gleason 分级等因素,以及前列腺癌的预后分期（表 6-5）进一步提高了分期的准确性和价值。由于本病可能不需要或不能手术,因此临床分期十分重要。前列腺癌根治术后病理分期与临床分期基本相同。

表 6-4 前列腺癌 TNM 定义

肿瘤临床分期项目	临床分期	肿瘤病理分期项目	病理分期
原发肿瘤（T）			
临床	(cT)[a]	病理	(pT)[b]
TX	原发肿瘤无法评估		
T0	没有原发肿瘤证据		

续表

肿瘤临床分期项目	临床分期	肿瘤病理分期项目	病理分期
T1	不能被扪及和影像学检查无法发现的临床隐匿性肿瘤		
	T1a:病理检查偶然在≤5%的切除组织中发现肿瘤		
	T1b:病理检查偶然在>5%的切除组织中发现肿瘤		
	T1c:穿刺活检证实的肿瘤(如由于PSA升高),累及单侧或者双侧叶,但不可扪及		
T2	肿瘤可扪及,局限于前列腺之内	pT2	局限于器官内
	T2a:肿瘤限于单侧叶的1/2或更少		
	T2b:肿瘤侵犯超过单侧叶的1/2,但仅限于一叶		
	T2c:肿瘤侵犯两叶		
T3	肿瘤侵犯包膜外,但未固定,也未侵犯邻近结构	pT3	前列腺包膜外受侵
	T3a:包膜外侵犯(单侧或双侧)		pT3a:前列腺外侵犯(单侧或双侧),或显微镜下可见侵及膀胱颈[c]
	T3b:肿瘤侵犯精囊(单侧或双侧)		pT3b:侵犯精囊
T4	肿瘤固定或侵犯除精囊外的其他近组织结构,如外括约肌、直肠、膀胱、肛提肌和/或盆壁	pT4	肿瘤固定或侵犯除精囊外的其他邻近组织结构,如外括约肌、直肠、膀胱、肛提肌和/或盆壁
区域淋巴结(N)[d]			
临床	(cN)	病理	(pN)
NX	区域淋巴结无法评估	pNX	无区域淋巴结取材标本
N0	无区域淋巴结转移	pN0	区域淋巴结无法评估
N1	区域淋巴结转移	pN1	区域淋巴结转移
远处转移(M)[e]			
临床	(cM)		
MX	远处转移无法评估		
M0	无远处转移		

续表

肿瘤临床分期项目	临床分期	肿瘤病理分期项目	病理分期
M1	远处转移[f]		
	M1a:非区域淋巴结的转移[g]		
	M1b:骨转移		
	M1c:其他部位转移,有或无骨转移		

注:a:T 分期表示原发肿瘤情况,分期主要依靠 DRE,而 MRI、TRUS 等影像学检查结果是否纳入到 T 分期的参考尚存在争议。b:没有病理学 T1 分类。c:手术切缘阳性应通过 R1 符号报告,表明残留的微小疾病。d:N 分期表示淋巴结情况,N 分期金标准依赖淋巴结切除术后病理,CT、PSMA-PET、MRI 及超声亦可辅助。e:M 分期表示远处转移,主要针对骨转移,分期依赖 ECT、PSMA-SPECT、PSMA-PET、MRI、CT 及 X 线等影像学检查。f:如果存在 1 处以上的转移,则按最晚期分类。g:区域淋巴结转移指髂血管分叉以下的淋巴结受累,非区域淋巴结转移指髂血管分叉以上的淋巴结受累。

表 6-5　前列腺癌 TNM 预后分期

分期	T	N	M	PSA	分值
Ⅰ	cT1a-c	N0	M0	PSA<10	1
Ⅰ	cT2a	N0	M0	PSA<10	1
Ⅰ	pT2	N0	M0	PSA<10	1
ⅡA	cT1a-c	N0	M0	10≤PSA<20	1
ⅡA	cT2a	N0	M0	10≤PSA<20	1
ⅡA	pT2	N0	M0	10≤PSA<20	1
ⅡA	cT2b	N0	M0	PSA<20	1
ⅡA	cT2c	N0	M0	PSA<20	1
ⅡB	T1-2	N0	M0	PSA<20	2
ⅡC	T1-2	N0	M0	PSA<20	3
ⅡA	T1-2	N0	M0	PSA≥20	4
ⅢA	T1-2	N0	M0	Any	1~4
ⅢB	T3-4	N0	M0	Any	1~4
ⅢC	AnyT	N0	M0	Any	5
ⅣA	AnyT	N1	M0	Any	Any
ⅣB	AnyT	Any	M1	Any	Any

五、中医治疗

(一)治疗原则

对肿瘤为祛毒抗邪;对人体为扶正培本,纠正脏腑气血失调。治疗肿瘤当以寒热之剂扫荡之,以平性之剂抑杀之,辅以消痰软坚、祛瘀散结之药以破击之;调人体则虚则补之,实者调之。气虚者补益气,阴虚者滋其阴,阳亏寒盛者温阳散寒,气滞者理气,血瘀者活血,痰积者化痰。临床注重中西医配合,根据病情,合理安排中西医治疗方法与时机,并及时纠正西医治疗中出现的毒副作用。

(二)辨证论治

1.湿热下注

(1)证候:小便不畅,滴沥不通或成癃闭,偶有血尿,口苦口黏,渴而不欲饮,时有发热起伏,腰痛不适,小腹胀满,会阴部胀痛、拒按,舌质红,苔黄腻,脉滑数。

(2)治法:解毒清热,利湿散结。

(3)方药:八正散加减。

(4)组成:瞿麦、萹蓄、车前子、滑石、栀子、大黄、甘草梢、半枝莲、半边莲、白花蛇舌草。

2.痰瘀闭阻

(1)证候:小便点滴而下,尿如细线,或时而通畅,时而阻塞不通,少腹胀满疼痛,或少腹积块,尿血色紫暗有块,伴腰背、会阴疼痛,行动艰难,烦躁不安,舌质紫暗或有瘀点,苔薄,脉涩或细数。

(2)治法:化瘀散结,活血止痛。

(3)方药:桃仁红花煎加减。

(4)组成:桃仁、红花、当归、白芍、地黄、川芎、丹参、香附、青皮、穿山甲、延胡索等。

3.肝肾阴虚

(1)证候:排尿困难,尿流变细,排尿疼痛,进行性加重,时有血尿,可有腰骶部及下腹部疼痛,头晕耳鸣,口干心烦,失眠盗汗,大便干燥,舌质红,苔少,脉细数。

(2)治法:滋养肝肾,解毒散结。

(3)方药:六味地黄丸合左归丸加减。

(4)组成:熟地黄、山茱萸、牡丹皮、山药、茯苓、泽泻、枸杞、牛膝、鹿角胶、龟甲胶、白花蛇舌草、半枝莲、半边莲。

4.气血两虚

(1)证候:小便不通或点滴不爽,排尿乏力,尿流渐细,少气懒言,神疲乏力,自汗,眩晕,腰膝冷痛,下肢酸软,畏寒肢冷,喜温喜按,大便溏泄,面色淡白或萎黄,舌淡,苔薄白,脉细弱。

(2)治法:益气养血,利水渗湿。

(3)方药:十全大补汤加减。

(4)组成:党参、白术、白芍、白茯苓、黄芪、川芎、地黄、当归、肉桂、甘草。

(三)其他疗法

1.中药贴敷疗法

(1)大葱白矾散:大葱白 9 cm,白矾 15 g,以上 2 味共捣烂如膏状贴肚脐上,每日换 1 次,贴至尿通为度,此方能软坚通尿,适用于前列腺癌小便不通、点滴难下。

(2)蚯蚓田螺散:白颈蚯蚓 5 条、小田螺 5 个、荜澄茄 15 g,以上 3 味共捣烂,伴米饭为丸,敷脐上,此药能温肾散寒、行气利水,对前列腺癌癃闭、尿塞不通、少腹疼痛难忍者有效。

(3)甘遂:甘遂 2 g,研为细末,用醋调膏,纱布包裹,外敷脐部,以通为度。

(4)取嚏:取皂角末 0.5 g,吹鼻取嚏,具有开肺气、举中气、通下焦的功效,是一种简单有效的通利小便的方法。

2.中药灌肠疗法

消瘀散结灌肠剂。药物组成:山慈菇、夏枯草、莪术、虎杖、吴茱萸。应用方法:消瘀散结灌肠剂 100 mL 保留灌肠,2 次/日,60 日为 1 个疗程。

3.针刺

穴位:足三里、三阴交、膀胱俞、关元俞、委中、承山、阴陵泉、中极、关元。方法:证属肾气亏虚者取穴三焦俞、肾俞、阴谷、气海、委阳,用平补平泻手法。证属湿热蕴结者取穴三阴交、阴陵泉、膀胱俞、中极,用泻法。适应证:与中药配合应用治疗前列腺癌。疗程:每周 2 次,3 个月后改为每周 1 次。

4.改良式隔物灸法

先用细盐粒填满神阙,后将生姜捣碎取汁,把用姜汁浸湿的棉布平铺于腹部,将艾绒放进圆锥形的艾灸器中,点燃艾绒。在腹部棉布上以任脉的神阙穴为中心进行温灸,以患者能耐受为度,待其全部燃尽,更换艾绒,连续灸 30 分钟后用纱布覆盖神阙穴并固定,以防止盐粒流出。同法灸腰部,腰部以膀胱经和督脉为重点。适应证:前列腺癌术后尿失禁。疗程:每日 1 次,连续 3 周。

第五节 膀 胱 癌

膀胱癌是泌尿系统最常见的恶性肿瘤,在我国位居恶性肿瘤的第 8 位,在男性泌尿生殖系统肿瘤中占第 1 位。在发达国家或地区发病率较高,城市多于农村。

一、临床表现

血尿是膀胱癌最常见的症状,也常是最早出现的症状。大多数为肉眼血尿,少数为镜下血尿,都是间歇出现。当自行停止时可造成疾病已愈的错觉。出血量多少不一。血尿严重时可出现血块,有时可发生排尿困难。位于膀胱颈部的肿瘤有时可引起排尿困难、尿频、尿急及尿潴留等症状。当肿瘤位于膀胱底部病变浸润膀胱壁深部时,可出现尿频、尿急、尿痛等膀胱刺激症状。有腰椎、骨盆转移时可引起腰骶部疼痛。晚期膀胱癌大多有大量血尿、排尿困难、尿痛、尿潴留及膀胱区严重疼痛等症状。

肿瘤坏死组织脱落时,尿液中有坏死组织排出。肿大的淋巴结压迫髂静脉及淋巴管后可引起下肢水肿。

二、辅助检查

(一)实验室检查

1.病理学检查

尿脱落细胞学检查:针对尿液或膀胱冲洗标本的尿细胞学检查是膀胱癌诊断和术后随诊的主要方法之一。尿液中检测出癌细胞是肾盂癌、输尿管癌和膀胱癌的定性诊断之一。尿中发现可疑癌细胞患者,需多次检查核实,避免假阳性结果。

2.肿瘤标志物检查

由于尿液细胞学的敏感度低,目前研究出多种尿液膀胱肿瘤标志物检查技术,包括核基质蛋白 22、膀胱肿瘤抗原、免疫细胞检查、纤维蛋白原降解产物和荧光原位杂交,但是尚未在临床上广泛应用。

迄今为止,对于膀胱癌患者,没有任何一种尿肿瘤标志物能够取代膀胱镜检查和尿细胞学检查。

(二)影像学检查

1.膀胱镜检查及活检

膀胱镜检查和活检是诊断膀胱癌最可靠的方法,也是术后复发监测的主要手段之一。膀胱镜检查包括普通硬性膀胱镜及软性膀胱镜检查,鼓励常规行无痛膀胱镜检查。若有条件,建议使用软性膀胱镜检查,与硬性膀胱镜相比,该方法具有损伤小、视野无盲区、相对舒适等优点。

膀胱镜检查有可能引起男性生殖系统感染、尿道出血、膀胱出血、尿道损伤和尿道狭窄等并发症。

2.超声检查

超声检查是诊断膀胱癌最常用、最基本的检查项目,可通过经腹、经直肠阴道、经尿道3种途径进行。经腹超声检查诊断膀胱癌的敏感度为63%~98%,特异度为99%。同时还可以检查肾脏、输尿管和腹部其他脏器等。

3.CT及CTU检查

CT检查(平扫+增强扫描)能诊断和评估膀胱肿瘤浸润范围。若膀胱镜检查显示肿瘤为宽基底无蒂、恶性度高、有肌层浸润的可能时,建议CT检查以了解肿瘤的浸润范围。CT检查可以发现较小肿瘤(1~5 mm),判断淋巴结及邻近器官的是否受侵犯及转移。但对原位癌及输尿管显示欠佳,难以准确区分非肌层浸润膀胱癌和T2期膀胱癌;难以鉴别肿大淋巴结是转移还是炎症。

CT检查可表现为膀胱壁局部增厚或有肿块向腔内突出。肿块形态多种多样,常表现为乳头状、菜花状和不规则形;外缘一般较光滑,肿瘤向壁外侵犯时可显示为膀胱壁外缘毛糙;较大肿块内缘常见砂粒状钙化影,大而表浅的肿瘤可出现膀胱轮廓变形;平扫肿块CT值30~40 Hu,增强后呈不均匀明显强化;肿瘤向壁外生长时,表现为膀胱轮廓不清楚,膀胱周围脂肪层消失,并可累及邻近的组织器官,可显示盆腔或腹膜后肿大淋巴结。

膀胱多发性肿瘤、高危肿瘤及膀胱三角区肿瘤患者建议行CT或CTU(CT泌尿道成像)检查,CTU能提供更多的泌尿系统信息(包括上尿路、周围淋巴结和邻近器官的状态),可替代传统排泄性尿路造影(IVU)检查。

4.MRI及磁共振水成像检查

MRI检查具有良好的软组织分辨率,能够诊断并进行肿瘤分期。膀胱癌 T_1WI表现为尿液呈极低信号,膀胱壁为低至中度信号,而膀胱周围脂肪为高信号。膀胱癌 T_2WI表现为尿液呈高信号,正常逼尿肌呈低信号,而大多数膀胱肿瘤为中等信号。低信号的逼尿肌出现中断现象提示肌层浸润。动态增强 MRI 能显示是否有肌层浸润,准确度高于 CT 或非增强 MRI;对 <T3a 的肿瘤准确率优于 CT 检查,对淋巴结的显示与 CT 相仿。

磁共振水成像检查在不使用对比剂的情况下,能显示整个泌尿道,显示上尿路梗阻部位及原因、是否有上尿路肿瘤等。特别适用于对比剂过敏或肾功能不全患者、IVU 检查肾脏不显影及伴有肾盂输尿管积水患者。

三、分型

膀胱癌包括尿路上皮细胞癌、鳞状细胞癌和腺细胞癌,其次还有较少见的转移性癌、小细胞癌和癌肉瘤等。其中,膀胱尿路上皮癌最为常见,占膀胱癌的 90% 以上。膀胱鳞状细胞癌比较少见,占膀胱癌的 3%～7%。膀胱腺癌更为少见,占膀胱癌的比例 <2%,膀胱腺癌是膀胱外翻患者最常见的癌。

四、分期

膀胱癌的分期主要根据原发肿瘤侵犯范围、区域淋巴结是否受累及其他部位是否转移等进行评估。采用国际抗癌联盟制订的 TNM 分期系统(表 6-6、表 6-7)。

表 6-6　UICC 膀胱癌 TNM 定义

肿瘤项目	分期
原发肿瘤(T)	TX:不能评估原发肿瘤
	T0:无原发肿瘤证据
	Ta:非浸润性乳头状癌
	Tis:原位癌("扁平肿瘤")
	T1:肿瘤侵及上皮下结缔组织
	T2:肿瘤侵犯肌层
	T2a:肿瘤侵及浅肌层(内侧 1/2)
	T2b:肿瘤侵及深肌层(外侧 1/2)
	T3:肿瘤侵及膀胱周围组织
	T3a:显微镜下可见肿瘤侵及膀胱周围组织
	T3b:肉眼可见肿瘤侵及膀胱周围组织(膀胱外肿块)肿瘤侵及以下任何一器官或组织:前列腺、精囊、子宫、阴道、盆壁、腹壁
	T4a:肿瘤侵及前列腺、精囊、子宫或阴道
	T4b:肿瘤侵犯盆壁或腹壁
区域性淋巴结(N)	NX:区域性淋巴结无法评估

续表

肿瘤项目	分期
	N0:无区域淋巴结转移
	N1:真骨盆腔单个淋巴结转移(闭孔、髂内、髂外及骶前淋巴结)
	N2:真骨盆腔多个淋巴结转移(闭孔、髂内、髂外及骶骨前淋巴结)
	N3:髂总淋巴结转移
远处转移(M)	MX:无法评估远处转移
	M0:无远处转移
	M1:有远处转移
	M1a:非区域淋巴结
	M1b:其他部位远处转移

表 6-7　UICC 膀胱癌 TNM 分期

分期	T	N	M
0a 期	Ta	N0	M0
0is 期	Tis	N0	M0
Ⅰ 期	T1	N0	M0
Ⅱ 期	T2a	N0	M0
Ⅱ 期	T2b	N0	M0
ⅢA 期	T3a/T3b/T4a	N0	M0
ⅢA 期	T1-T4a	N1	M0
ⅢB 期	T1-T4a	N2,N3	M0
ⅣA 期	T4b	N0	M0
ⅣA 期	AnyT	AnyN	M1a
ⅣB 期	AnyT	AnyN	M1b

五、中医治疗

(一)治疗原则

1.审病因,辨尿色,分清虚实

以尿血为主症的病机为多食辛热肥甘之品,或嗜酒太过,酿成湿热,下注膀胱;或下阴不洁,污秽之邪侵入膀胱酿成湿热,下注膀胱,热灼血络,迫血妄行而尿血,且血色鲜红或有血块,伴热涩痛。久淋不愈,湿热耗伤正气或年老久病体弱导致肾气不足,不能摄血而尿血。血色淡红,呈间歇性,伴腰膝酸软,神疲乏力,头昏耳鸣。

2.论治法,中西结合,双管齐下

中西医结合治疗是目前治疗膀胱癌最有效的方案。对有条件的患者均宜采用中西医结合的方法进行治疗。

(1)手术加中药:术前给予中药,对膀胱癌患者来说可以提高其对手术的耐受性及手术切除率;术后配合中药可促进机体功能尽快恢复,保护脏器的功能。

(2)放疗加中药:可减轻放射线对机体的毒害作用。

(3)化疗加中药:可减轻化疗毒副作用。表现在化疗的胃肠反应减轻,甚至不出现,骨髓抑制的程度亦可大大减轻,且增加了恢复的速度。

(二)辨证论治

1.膀胱湿热

(1)证候:尿色鲜红,尿频、尿急,或小便灼热疼痛,腰酸背痛,下肢水肿,口干,舌质红,苔黄腻,脉滑数或弦数。

(2)治法:清热利湿,凉血解毒。

(3)方药:八正散加减。

(4)组成:萹蓄、瞿麦、车前子、大蓟、小蓟、栀子、金钱草、白茅根、龙葵、土茯苓、蛇莓、蒲黄、白花蛇舌草、牡丹皮、甘草梢。加减:血尿甚者,加凤尾草、地黄、仙鹤草、三七。

2.瘀毒蕴结

(1)证候:间歇性无痛性血尿,时见尿中血块,尿急,或小便灼热,小腹胀满或下腹包块,舌质紫暗,或有瘀点、瘀斑,苔薄黄,脉涩或弦滑。

(2)治法:化瘀软坚,利湿解毒。

(3)方药:桃核承气汤合五苓散加减。

(4)组成:大黄、桃仁、黄柏、土鳖虫、土茯苓、猪苓、茯苓、白术、泽泻、半枝莲、白花蛇舌草、仙鹤草、黄芪、女贞子、三七粉。加减:小腹坠胀疼痛者,加蒲黄、炒五灵脂、川楝子、乌药。

3.脾肾两虚

(1)证候:无痛性、间歇性血尿,小便困难,或有排尿不尽感,腰酸背痛,下腹坠胀或有包块,食少纳呆,腹胀便溏,神疲消瘦,面色萎黄而暗,下肢水肿,舌质淡,苔薄白,脉沉细无力。

(2)治法:补肾健脾,解毒散结。

(3)方药:四君子汤合加味肾气丸加减。

(4)组成:党参、白术、茯苓、甘草、熟地黄、山茱萸、山药、牡丹皮、泽泻、制附子、血余炭、法半夏、枸杞子、菟丝子、白花蛇舌草、半枝莲。加减:气虚下陷而见少腹坠胀者,加升麻、黄芪、柴胡。

4.阴虚火旺

(1)证候:小便短赤或持续性无痛血尿,色鲜红,头晕耳鸣,腰骶酸痛,五心烦热,疲乏消瘦,口干欲饮,大便干结,舌质红,少苔或无苔,脉细数。

(2)治法:滋阴降火,化瘀解毒。

(3)方药:知柏地黄丸加减。

(4)组成:知母、黄柏、熟地黄、山茱萸、怀山药、丹皮、茯苓、泽泻、三七粉、龟胶(烊化)、女贞子、墨旱莲、夏枯草、石见穿、重楼。加减:舌光无苔,阴伤甚者,加生地、北沙参、石斛。

5.复合证型

临床上膀胱癌患者常见复合证型,多为虚实夹杂之证,如气血亏虚、瘀毒互结,阴虚湿热,肾虚瘀毒等,所见症状则为多个证型的复合症状。

临床出现虚实夹杂复合证型,应遵循辨证论治的原则攻补兼施、选方用药、灵活运用。如气血亏虚、瘀毒互结,治宜益气养血、化瘀解毒;阴虚湿热,治宜滋阴益肾、清热利湿;肾虚瘀毒,治宜补肾固本、解毒化瘀。

(三)其他疗法

针灸方案:实证尿血者,可选小肠俞、中极、太冲、膀胱俞;虚证尿血者,可选肾俞、气海、大钟、三阴交。久病体弱者,可选石门、关元、中极、水泉、足三里。术后尿频尿痛者,可选膀胱俞、关元、中极、三阴交、血海。术后尿潴留者,可选关元、阴谷、三焦俞、委阳、三阴交、水道。放疗后继发膀胱纤维化及挛缩性膀胱者,可选气海、阳陵泉、水道、膀胱俞、三阴交、关元。

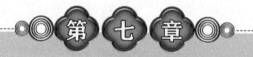

血液肿瘤

第一节 多发性骨髓瘤

多发性骨髓瘤(multiple myeloma,MM)是一种起源于骨髓的恶性肿瘤。多发性骨髓瘤是浆细胞恶性增殖性疾病,骨髓中克隆性浆细胞异常增生,并分泌单克隆免疫球蛋白或其片段(M 蛋白),并导致相关器官或组织损伤,属于血液系统的恶性肿瘤之一。

一、临床表现

(一)骨骼疼痛和病理性骨折

由于骨髓瘤细胞分泌破骨细胞活性因子而激活破骨细胞,使骨质溶解、破坏,导致骨骼疼痛,是最常见的症状。约占 70%,多为腰骶、胸骨、肋骨疼痛。由于肿瘤细胞对骨质的破坏,引起病理性骨折,可多处骨折同时存在。

(二)贫血和出血

由于骨髓内恶性浆细胞无限制增生,致使骨髓造血功能低下,导致贫血,并出现乏力、头晕等。早期贫血轻,后期贫血严重。血小板减少,引发出血症状,皮肤黏膜出血较多见,严重时可发生内脏及颅内出血,危及生命。

(三)免疫缺陷致反复感染

由于骨髓瘤细胞抑制正常浆细胞分泌免疫球蛋白,导致机体抗感染能力下降,反复出现呼吸道感染、尿路感染,甚至败血症;病毒感染以带状疱疹最为常见。

(四)肝、脾、淋巴结和肾脏浸润

肝、脾轻度至中度肿大,颈部淋巴结肿大,肾浸润可引起慢性肾功能不全。

(五)高黏滞综合征

高黏滞综合征发生率为 2%～5%。骨髓瘤细胞产生的球蛋白过多及球蛋白聚合可使血液黏度增高,引起高黏滞综合征:表现为紫癜、视网膜出血、出血时间延长等;还会影响血液循环引起组织缺氧,以脑、眼、肾、肢端最明显,可引起头昏、眩晕、意识障碍等神经症状。

(六)淀粉样变

淀粉样变发生率为 5%～10%,常发生于舌、皮肤、心脏、胃肠道等部位。

二、辅助检查

(一)实验室检查

1.血常规

约 90%的患者有不同程度的贫血,1/3 患者血红蛋白<70 g/L;血小板减少;红细胞沉降率显著增快;约 40%的患者白细胞低于正常值。

2.尿液检查

50%～70%的患者尿液检查有蛋白、红细胞、白细胞、管型,可形成尿酸结石。可出现尿本周蛋白(凝溶蛋白)阳性。

3.生化指标

出现慢性肾衰竭、高磷酸血症、高钙血症、高尿酸血症、血清 β2 微球蛋白增高,血尿素氮及肌酐值高,碱性磷酸酶、乳酸脱氢酶及 C 反应蛋白等升高。

4.免疫学检查

相应单克隆免疫球蛋白 IgG、IgA、IgM、IgD、IgE 均升高。

5.蛋白电泳

单克隆免疫球蛋白(M 蛋白)升高。血清蛋白电泳显示 M 峰者约占 80%,可能是最早发现的异常;10%表现为低丙种球蛋白血症,10%电泳无异常发现。血清 M 蛋白>30 g/L,免疫球蛋白异常,免疫电泳可证实 M 成分是否为单克隆并可对其重链及轻链分型。

6.骨髓象

骨髓中浆细胞>15%,并有异常浆细胞(骨髓瘤细胞)或骨髓活检为浆细胞瘤。

(二)影像学检查

1.X 线片

多发性骨髓瘤可出现溶骨性改变,X 线片上可见骨质缺损,受累的骨组织可发生自发性骨折或脊柱塌陷。瘤组织广泛增生可引起弥漫性骨质疏松、虫蚀状骨质破坏。病灶由内部侵蚀骨皮质,部分可穿破骨膜形成软组织肿块,多处病理性骨折,以脊柱、肋骨、骨盆、头颅、肱骨近端等骨髓丰富处改变明显。有骨痛而X线片未见异常者,应进行 CT 扫描或 MRI 检查。骨髓瘤可产生膨胀性骨破坏,多与肋骨脊柱段、腋段为邻近部位,其次也见于颅骨、椎体和锁骨。有学者认为,只要有一处显示膨胀性骨破坏,也是支持骨髓瘤的有力征象。对有些早期病灶,X线片有时难以显示病变。

2.骨扫描

全身骨扫描可较 X 线提前 3～6 个月发现骨病变。

3.CT

CT 有助于显示髓外病变;多个胸、腰椎椎体及附件见虫蚀状骨质破坏,肋骨质破坏并形成软组织肿块。对有些早期病灶,有时海绵骨已大部分消失,但骨外形正常时,CT、MRI 均能清楚地显示破坏灶。

4.MRI 检查

MRI 检查有助于判断是否存在脊髓压迫;多个胸腰椎呈双凹形,并见点状、片状异常信号。

三、分型

依照 M 蛋白类型分为:IgG 型、IgA 型、IgD 型、IgM 型、IgE 型、轻链型、双克隆型以及不分泌型。进一步可根据 M 蛋白的轻链型别分为 kappa(κ)型和 lamda(λ)型。其中部分罕见类型的特点如下。

(一)IgD 型骨髓瘤

1%～8%,我国患者发病率略高于国外报道,具有发病年龄轻、起病重,合并髓外浸润、肾功能不全、淀粉样变性等临床特征,95% 为 IgD lamda 型。常规免疫固定电泳鉴定为轻链型时需警惕 IgD 型,疗效评估需要依赖 IgD 定量检测及血清游离轻链。

(二)IgM 型骨髓瘤

占多发性骨髓瘤不到 0.5%,中位年龄为 65 岁。临床症状与非 IgM 骨髓瘤类似,常伴高黏滞血症、获得性血管性血友病。需与华氏巨球蛋白血症(WM)及其他可分泌 IgM 的淋巴瘤鉴别。常见的染色体细胞遗传学表现为 t(11∶14),常有 *cyclinD1* 的表达,无 *MYD88 L265P* 基因突变。

(三)IgE 型多发性骨髓瘤

IgE 型多发性骨髓瘤是极罕见类型。IgE kappa 型多见，常伴 t(11∶14)异位，常转化为浆细胞白血病，预后较差。

(四)双克隆型骨髓瘤

双克隆型骨髓瘤较为罕见，仅占<100 mg/L。

(五)不分泌型骨髓瘤

血清和尿液免疫固定电泳单克隆免疫球蛋白呈阴性，但克隆性骨髓浆细胞比例≥10%，常以骨破坏起病。

(六)寡分泌型多发性骨髓瘤

血尿中 M 蛋白鉴定阳性，但是 M 蛋白量小于可测量范围(血清 M 蛋白量<100 mg/L)。

四、分期

按照传统的 Durie-Salmon(DS)分期体系和修订的国际分期体系(R-ISS)进行分期(表 7-1)。

表 7-1　国际分期体系(ISS)及修订的国际分期体系(R-ISS)

分期	ISS[①]	R-ISS[②]
I	血清蛋白 β-2 微球蛋白<3.5 mg/L，血清白蛋白≥3.5 g/dL	ISS I 期且有 FISH 发现的标危染色体异常[③]以及血清乳酸脱氢酶≤正常上限
II	非 ISS I 或 III 期	非 R-ISS I 或 III 期
III	血清蛋白 β-2 微球蛋白≥5.5 mg/L	ISS III 期且有 FISH 发现的高危染色体异常[④]或血清乳酸脱氢酶>正常上限

注：①国际分期系统(international staging system，ISS)。②修订后的国际分期系统(revised international staging system，R-ISS)。③标危染色体异常为无高危染色体异常。④高危染色体异常为存在 del (17p)和/或 t(4∶14)易位和/或 t(14∶16)易位。

五、中医治疗

(一)治疗原则

1.辨明虚实，掌握要点

多发性骨髓瘤多发于老年人，肝肾先虚于内，在此基础上外界邪毒乘虚而入，形成寒热搏结、瘀毒阻痹、日久化热的病理机制，正气虚衰是本病之根本，"肾主骨生髓""肝主筋脉"，因此养肝肾、荣筋脉应贯彻于治疗的始终，不论首发症状怎样隐匿和复杂多变,都应时刻辨明虚实,把握要点。

2.谨守病机,注重活瘀通络

多发性骨髓瘤是以瘀毒为主要病邪侵袭人体的疾病。瘀毒致病不但损伤肝肾,破骨耗髓,更能使经脉痹阻、络脉不通,所以多发性骨髓瘤除出现骨骼疼痛、骨质破坏外,往往伴有高黏滞血症等一系列瘀滞之象。在治疗时应谨守病机,注重活血化瘀,通络止疼,这是提高疗效的重要环节。

3.中西结合,增效减毒

虽然中医药在多发性骨髓瘤的治疗中,取得了一定的疗效,但对于控制严重的病情发展,尚有许多不足之处。西医单纯的放、化疗在控制病情发展的同时又会出现许多的毒副作用。中西医结合的治疗方法,可以起到优势互补的作用,通过中药的扶正增强机体的免疫功能。一方面可以提高放、化疗的疗效,提高化疗的完成率,另一方面通过活血解毒等可以减轻放、化疗的毒副作用,达到提高生存质量,延长生存期的效果。

(二)辨证论治

1.气血亏虚证

(1)证候:面色少华,倦怠乏力,心悸气短,食少纳呆,腹胀便溏,舌质淡,苔白或少苔,脉濡细或细弱等。

(2)治法:补气养血,填精益髓。

(3)方药:十全大补汤加减。

(4)组成:黄芪、党参、白术、茯苓、熟地黄、白芍、当归、川芎、肉桂、鹿角胶等。加减:乏力甚者,加用人参;心悸失眠,加用酸枣仁、大枣;脾失运化,食欲减退,加用砂仁、白豆蔻等;大便溏薄,加山药、薏苡仁等。

2.肝肾阴虚证

(1)证候:低热盗汗,五心烦热,口渴咽干,大便干结,舌红、质暗或有瘀斑,少苔,脉细数等。

(2)治法:滋补肝肾,通络止痛。

(3)方药:六味地黄丸加减。

(4)组成:地黄、山茱萸、山药、茯苓、牡丹皮、泽泻等。加减:骨痛甚,可加全蝎、蜈蚣;阴虚火旺征象明显,加知母、黄柏、地骨皮、青蒿,同时加大地黄、牡丹皮用量;出血者,可加用仙鹤草、连翘、鸡血藤、三七粉等;盗汗重者,加浮小麦。

3.脾肾阳虚证

(1)证候:面色㿠白,纳呆食少,双下肢水肿酸重,怯寒神疲,大便溏薄,小便清长,舌质淡胖,苔白腻,脉沉细。

(2)治法:温补脾肾,活血通络。

(3)方药:真武汤加减。

(4)组成:生姜、附子、茯苓、白术、白芍等。加减:瘀血明显者,可加用益母草、赤芍、三七粉等。

4.痰瘀痹阻证

(1)证候:骨痛剧烈,痛有定处,疼痛难忍,转侧不利,肢体麻木,痰核肿大,癥瘕痞块,胸闷,痰多,面色黧黑,精神萎靡,舌体胖大、质暗,苔厚腻,脉涩或紧或弦滑等。

(2)治法:活血化瘀,祛痰通络。

(3)方药:涤痰汤合身痛逐瘀汤加减。

(4)组成:半夏、陈皮、茯苓、胆南星、枳实、竹茹、全蝎、当归、鸡血藤、莪术、僵蚕。加减:可酌情配伍行气之品,如川芎、厚朴等。气虚明显,可加黄芪、党参;心悸不寐明显,加酸枣仁、茯神;痰核肿大,加用浙贝母、夏枯草、玄参、牡蛎等;肝脾肿大,加用三棱、土鳖虫等。

(三)其他治法

1.毫针刺法

(1)多发性骨髓瘤的辅助治疗:选取太溪、肾俞、命门、绝骨、涌泉、三阴交、委中、曲池,针刺。

(2)结合疼痛选穴:头痛者,选太阳、百会、风池、合谷;腰痛者,选身柱、委中;胁肋痛者,选期门、日月、章门、血海;胸痛者,选内关、膻中。

(3)放、化疗后白细胞低于正常者,针刺足三里、血海、大椎、关元、三阴交。

2.三棱针刺法

高热不退者选穴,十宣、委中点刺放血2~3滴,隔日或数日1次。

3.艾灸

(1)贫血或化疗后白细胞减少者选穴:足三里、曲池、气海、阳陵泉。

(2)化疗后恶心、呕吐者选穴:中脘、内关、建里。以上诸穴每日灸1~2次,每穴3~5壮。

4.穴位注射

(1)高黏滞血症:无出血指征者,患者取仰卧位,选足三里、曲池,每穴注0.5~1 mL复方丹参注射液,每周2~3次,快速进出针。

(2)高热不退:选曲池、阳陵泉,每穴注入柴胡注射液或岩舒注射液0.5~

1 mL,用法同前。

5.中药外敷

(1)化坚拔毒膜:主要药物有蜈蚣、木鳖子、生川乌、姜黄、细辛,加入透皮剂,加工制成糊状,具有活血解毒镇痛之功,将糊状膜剂涂于疼痛部位,约30分钟,即形成一层薄膜。

(2)镇痛灵:主要药物有生草乌、蟾酥、生天南星、生半夏、细辛、花椒,各等份,研细末。将镇痛灵2.5 g混入加热软化后的黑膏药内,和匀后敷于痛处,隔日换药1次,连用7次为一疗程,具有解毒消肿、温阳止痛、化阴寒瘤冷之功效。

6.中药灌肠

适用于邪毒上泛,汤药难以口服的患者。

(1)制附片10 g,党参10 g,云苓15 g,丹参15 g,地黄12 g,厚朴10 g,生大黄10 g,煎制成灌肠液,保留灌肠。

(2)生大黄12 g,黑大豆15 g,生甘草3 g,浓煎成150～200 mL药液,灌肠每日1次,以每日排出大便1～2次为宜。

第二节 淋 巴 瘤

淋巴瘤(malignant lymphoma,ML)是一种起源于淋巴网状组织的,与免疫关系密切的恶性肿瘤,主要发生在淋巴结,也可发生于淋巴结外和非淋巴组织,如肺、胃、肠、骨、皮肤、男性和女性生殖器官、头颅部器官及脊髓等。按病理和临床特点可将恶性淋巴瘤分为3类:霍奇金淋巴瘤(Hodgkin's lymphoma,HL)、非霍奇淋巴金瘤(NHL)和弥漫性大B细胞淋巴瘤(diffuse large B-cell lymphoma,DLBCL)。

一、临床表现

(一)淋巴结肿大

HL有90%患者以体表淋巴结肿大为首发症状,其中60%～70%发生于锁骨上、颈部淋巴结,发生于腋窝和腹股沟淋巴结占30%～40%。NHL有50%～70%的患者以体表肿大为首发症状,40%～50%原发于结外淋巴组织和器官。

（二）咽淋巴结环

口咽、舌根、扁桃体和鼻咽部组成咽淋巴结环，又称为韦氏环。韦氏环淋巴瘤约占 NHL 的 1/3。

（三）鼻腔病变

原发鼻腔淋巴瘤绝大多数为 NHL。

（四）胸部病变

纵隔淋巴结是恶性淋巴瘤的好发部位，多见于 HL 和 NHL 中的淋巴母细胞型淋巴瘤。

（五）腹部病变

肝、脾是 HL 最常见的膈下受侵部位。胃肠道则是 NHL 最常见的结外病变部位。胃肠道：胃肠道以胃原发淋巴瘤较多，绝大多数为 NHL。肝、脾：肝、脾原发恶性淋巴瘤少见，在病情进展中，肝、脾受侵多见。

（六）皮肤病变

恶性淋巴瘤可原发或继发皮肤侵犯，多见于 NHL。

（七）骨髓病变

恶性淋巴瘤的骨髓病变为骨髓受侵或合并白血病，多属疾病晚期表现之一。

（八）其他病变

淋巴瘤还可原发或继发于脑、硬脊膜外、睾丸、卵巢、阴道等，均以 NHL 多见。

（九）全身症状

恶性淋巴瘤的全身症状有发热、盗汗、体重减轻及皮肤瘙痒、乏力等。

（十）全身性非特异性表现

恶性淋巴瘤可伴有一系列的皮肤、神经系统非特异性表现。

（十一）血液系统表现

恶性淋巴瘤诊断时 $10\% \sim 20\%$ 可有贫血，部分患者可有白细胞、血小板增多，红细胞沉降率增快，个别患者可有类白血病反应。

二、辅助检查

（一）实验室检查

红细胞沉降率、血常规、乳酸脱氢酶、β2 微球蛋白、γ-谷氨酰转肽酶、碱性磷酸酶、尿酸、尿素氮、肌酐等常规实验室检查,不仅可以了解病情,而且乳酸脱氢酶、β2 微球蛋白、白蛋白对预后判断有价值。

(二)影像学检查

影像学检查有助于了解肿瘤的侵犯部位、程度,对临床分期、制订治疗方案、判断预后和观察治疗效果,以及对随访患者及时发现其复发的部位有重要的临床意义。影像学检查是恶性淋巴瘤诊断不可缺少的方法。

三、分型

绝大多数病例可以确诊,结合电镜、免疫组织化学及分子生物学技术,对确定细胞来源及疑难病例的诊断有相当重要的参考价值。分类主要参照 WHO 淋巴组织肿瘤分类。将淋巴组织肿瘤主要分为前体淋巴母细胞性肿瘤、成熟 B 细胞肿瘤、成熟 T 及 NK 细胞肿瘤、HL、免疫缺陷相关性淋巴组织增生性疾病、组织细胞及树突细胞肿瘤。

四、分期

大多数类型淋巴瘤的分期参照 Lugano 分期标准(表 7-2)。

表 7-2　Lugano 分期标准

分期	分期标准
局限期	
Ⅰ期	仅侵及单一淋巴结区域(Ⅰ),或侵及单一结外器官不伴有淋巴结受累(ⅠE)
Ⅱ期	侵及≥2 个淋巴结区域,但均在膈肌同侧(Ⅱ),可伴有同侧淋巴引流区域的局限性结外器官受累(ⅡE)(例如:甲状腺受累伴颈部淋巴结受累,或纵隔淋巴结受累直接延伸至肺脏受累)
Ⅱ期大包块	Ⅱ期伴有大包块者
进展期	
Ⅲ期	侵及膈肌上下淋巴结区域,或侵及膈上淋巴结+脾受累(ⅢS)
Ⅳ期	侵及淋巴结引流区域之外的结外器官(Ⅳ)

五、中医治疗

(一)治疗原则

现代恶性淋巴瘤治疗遵从综合治疗的原则,中西医并重。中医治疗恶性淋巴瘤的治疗原则:对肿瘤为祛毒抗邪;对人体为扶正培本,纠正脏腑气血失调。气虚者益气,血不足者补血,阴虚者滋其阴,阳亏虚者温肾助阳,并注重培补先后天;气郁者理气,血瘀者活血,痰积者化痰,湿阻者行水除湿。寒凝者,佐以温里祛寒,化热化火者,佐以清热泻火。临床注重中西医配合,根据病情,合理安排中西医治疗方法与时机,及时纠正西医治疗的毒副作用。

(二)辨证论治

1.寒痰凝滞

(1)证候:颈项、耳下、腋下几处或多处淋巴结肿大,肿核坚硬如石,皮色不变,不痛不痒,不伴发热,但难消难溃,可伴有面色少华,形寒怕冷,腹部胀满,舌淡,苔白腻,脉沉细。

(2)治法:温阳化痰,软坚散结。

(3)方药:阳和汤加减。

(4)组成:熟地黄、鹿角胶、干姜、肉桂、炒芥子、夏枯草、黄芪、生晒参、麻黄、醋香附、白附片。加减:神疲乏力明显者,加党参、当归以补气养血;伴关节酸痛重着者,加羌活、独活以祛风胜湿;肿核硬肿疼痛难消者,可加蜈蚣,研末冲服,以解毒散结,通络止痛;伴胁下积块明显者,加炙鳖甲、丹参以软坚消癥。

2.气滞痰瘀

(1)证候:颈、腋及腹股沟等处肿核累累,胸膈满闷,胁肋胀痛,形体消瘦,精神疲乏,舌质红或淡红,舌有瘀点,苔白腻,脉沉滑。

(2)治法:疏肝解郁,化痰散结。

(3)方药:四逆散合血府逐瘀汤加减。

(4)组成:柴胡、赤芍、川芎、当归、香附、红花、桃仁、枳实、牛膝、厚朴、大腹皮。加减:气滞痰瘀阻滞,易郁而化火,化火者可加炒栀子、玄参、白花蛇舌草、蒲公英、车前子、龙胆草,还可合用五海瘿瘤丸。

3.痰火郁结

(1)证候:颈项、耳下,或腋下有多个肿核,伴疼痛瘙痒,皮色改变,甚至破溃,分泌黄色分泌物,伴口干、口苦,小便黄,大便干结,舌红苔黄,脉弦数。

(2)治法:化痰降火,软坚散结。

(3)方药:龙胆泻肝汤加减。

(4)组成:龙胆草、栀子、黄芩、通草、泽泻、车前子、当归、地黄、法半夏。痰结者可加夏枯草、白花蛇舌草、石斛;无汗骨蒸者,加牡丹皮、黄柏、知母,辅助金黄散蜜调外敷,口服西黄丸增强清热解毒散结作用。

4.瘀血积结

(1)证候:全身多处结块,伴刺痛,部位固定不移,舌质暗或有瘀斑,苔黄,脉弦涩。

(2)治法:活血化瘀,行气散结。

(3)方药:血府逐瘀汤加减。

(4)组成:柴胡、赤芍、川芎、当归、香附、红花、桃仁、枳实、牛膝、土鳖虫、水蛭、虻虫。加减:肿核坚硬加海藻、浙贝母、黄药子、猫爪草。

5.毒瘀互结

(1)证候:颈项或体表肿核硬实累累,推之不移,质硬,伴见形体消瘦,面色黧黑,舌质暗红、苔多厚腻乏津,脉弦涩;或舌质紫暗或有瘀斑,苔黄,脉弦数。

(2)治法:化痰解毒,祛瘀散结。

(3)方药:和营软坚丸合解毒化痰方加减。

(4)组成:玄参、地黄、瓜蒌、苦桔梗、蒲公英、马勃、板蓝根、赤芍、草河车、薄荷、郁金、露蜂房。加减:伴神疲乏力者,加黄芪、当归以补气养血;核肿疼痛明显者,加延胡索、蜈蚣以活血通络,行气止痛;皮肤瘀点、瘀斑明显者,加紫草、茜草以凉血散瘀消斑;伴高热不退者,加生石膏、知母以滋阴清热;口舌生疮者,加栀子、淡竹叶以清胃泻火;咽喉肿痛甚者,加连翘、牛蒡子以解毒利咽;溲赤便结者,加大黄、白茅根以解毒凉血,通腑泄热;伴见黑便者,加地榆、蒲黄以祛瘀止血。

6.肝肾阴虚

(1)证候:颈项肿核,质地坚硬,或腹内结块和(或)形体消瘦,头晕目眩,耳鸣,身烘热,五心烦热,心烦易怒,口咽干燥,两胁疼痛,腰胁酸软,遗精失眠,夜寐盗汗,舌红或绛,苔薄或少苔,脉细数。

(2)治法:滋补肝肾,解毒散结。

(3)方药:大补阴丸合消瘰丸加减。

(4)组成:白花蛇舌草、牡蛎、三棱、土茯苓、女贞子、玄参、熟地黄、浙贝母、鳖甲、重楼、枸杞子、黄柏、知母、牡丹皮、山茱萸。加减:发热者,加地骨皮、银柴胡;盗汗甚者,加浮小麦。

7.气血双亏

(1)证候:多处淋巴结肿大,伴面色苍白,疲倦乏力,语声低微,纳少腹胀,心悸气短、薄白苔,脉细弱无力。本型多见于疾病后期,患者为药物及疾病耗伤,气血阴阳俱虚。

(2)治法:益气生血,扶正散结。

(3)方药:八珍汤加减。

(4)组成:生晒参、茯苓、白术、熟地黄、当归、白芍、川芎、黄芪、枸杞子、浙贝母、香附、生姜、大枣。加减：胁下痞块明显者，加炙鳖甲、莪术以软坚消痞；伴食欲不振者，加山楂、山药以助运脾胃；皮肤瘙痒者，加地肤子、蛇床子以利湿止痒；虚烦不寐者，加酸枣仁、栀子以清热除烦，养心安神。

恶性淋巴瘤疾病发展过程中存在气滞，应不忘疏肝理气，早期应在祛邪基础上注重扶正，化疗期间注重顾护脾胃，保护骨髓造血功能。现代药理学研究表明，一些中药具有抗肿瘤作用，在辨证治疗的基础上，可斟酌使用，如肿节风、白花蛇舌草、胡桃枝、天仙藤、天葵子、龙葵、藤梨根、半枝莲、露蜂房、山慈菇、泽兰、败酱草、壁虎、鼠妇、穿心莲、夏枯草、猫爪草、黄药子等。治法：滋补肝肾，解毒散结。

（三）其他疗法

1.中药贴敷

（1）注意事项：如肿块瘰疬未溃，可用外敷；若已破溃，则不宜外敷。

（2）取穴原则：肿块患处局部。

（3）中药贴敷方主要包括梅花点舌丹、牛黄醒消丸、神功散、千槌紫金膏、蟾酥拈子、绿云膏、乌头方、芊芳膏、巴矾泥、如意金黄散。

梅花点舌丹。①组成：白梅花、蟾酥、乳香、没药、血竭、冰片、朱砂、雄黄、石决明、硼砂、沉香、葶苈子、牛黄、熊胆、麝香、珍珠。②功能主治：疔毒恶疮、痈疽发背、坚硬红肿。③用法用量：碾碎，用醋或蜂蜜溶解，涂患处，每日1次。

牛黄醒消丸。①组成：牛黄、麝香、制乳香、制没药、雄黄。②功能主治：清热解毒，消肿止痛。③用法用量：碾碎，用醋或蜂蜜溶解，涂患处，每日1次。

神功散。①组成：整文蛤（钻孔）1枚、金头蜈蚣（研粗末）1条。②功能主治：解毒消肿，散结止痛。适用于瘰疬未溃之证。③用法用量：将蜈蚣末装入文蛤内，纸糊封口，外再用西纸糊7层，晒干，面麸拌炒，以纸黑焦为度，去纸研极细末，加麝香0.3 g，再研匀，陈醋调稠。温敷坚硬核处，外用薄纸盖之，每日1换。

千槌紫金膏。①组成：蓖麻仁450 g，血竭、儿茶、乳香、没药各90 g，广丹150 g，银朱21 g，松香750 g。②功能主治：拔毒消肿止痛。用于瘰疬、石疽等证初起红肿尚未酿脓者。③用法用量：杵如泥，隔水炖一昼夜，摊于布或纸上约一分厚，临用烊化贴患处。

蟾酥拈子。①组成：蟾酥（黄豆大）1块，白丁香15粒，巴豆（去壳）10粒，寒水石（黄豆大）1块。②功能主治：解毒散结之效。适用于疮疡溃后之证。③用法用量：上各研末，共合一处再研匀，炼蜜搓成捻子。每用1根，用针将瘰疬当顶针一孔,插捻子入孔内,外用绿云膏盖贴。连播 3 日后,单换膏药,数日后,顽根自脱,以脓净硬退为效。如硬未尽再用,以尽为度。可与绿云膏合用。

绿云膏。①组成:黄连、大黄、黄芩、元参、黄柏、木鳖子(去壳)各 3 g。②功能主治:解毒散结。③用法用量:上药共切片,用香油 30 g,炸焦色,去渣;入净松香 150 g,再熬成膏,倾入水中,扯拔令金黄色。入铫内再熬数滚,候温;将猪胆汁 3 枚、铜绿 9 g、预用醋 30 g,浸一宿,绢滤去渣;同入膏内,用柳枝搅之,候冷为度。用时以重汤炖化,薄纸摊贴甚效。

乌头方。①组成:川乌、草乌等量。②功能主治:温阳散结。③用法用量:研末,蜂蜜调敷患处,纱布固定,1 日 1 换,1 个月为 1 个疗程。

芋艿膏。①组成:鲜香梗芋艿、凡士林。②功能主治:消痰软坚。③用法用量:取新鲜香梗芋艿 1 枚,剥去外皮,用利刃沿芋艿纵轴逐渐刮成泥状,置于碟中,加入 1/2 凡士林混合即成。如芋艿水分太多,可加入少量滑石粉,调成泥膏为度。久贮备用,需加适量防腐剂。使用时,将配就芋艿膏涂于六层纱布上,膏厚 0.3 cm,面积可略大于瘰疬。隔日更换 1 次。

巴矾泥。①组成:巴豆(带根)7 个,红矾 9 g,大枣 7 枚,葱白(带皮)7 个。②功能主治:蚀疮排脓。用法用量:混合后用乳钵捣烂如泥状,分 3 份备用。用时取 1 份药泥敷于劳宫穴或涌泉穴之某一穴的单侧,外加纱布包扎,5 日后取下药物,休息 5 日,如此在上述 2 穴之两侧交替用药泥敷贴,每次 1 穴,每敷 5 日,间隔 5 日,共 25 日将 3 份药泥敷完。

如意金黄散。①组成:黄柏、姜黄、白芷、天花粉、紫厚朴、陈皮、甘草、苍术、生南星。②功能主治:清热解毒,消肿溃坚,活血止痛。③用法用量:用如意金黄散 1 包(12 g),加食醋调成糊状,涂于纱布上。敷于患处,每日 1～2 次。

2.针刺

(1)寒痰凝滞。①穴位:三阴交、丰隆、足三里、阴陵泉。②配穴:颈部恶核可加外关、天井。③方法:毫针刺,泻法,或加灸,每日 1 次。

(2)气郁痰结。①穴位:太冲、足三里、阳陵泉、曲泉。②配穴:如气郁化火,症见口干口苦、急躁易怒,可加悬钟、三阴交;胸闷呕恶加内关。③方法:毫针刺,泻法,不灸,每日 1 次。

(3)痰热蕴结。①穴位:合谷、内关、曲池、尺泽。②配穴:如见高热不退,可加手少阳三焦经井穴关冲,点刺出血;腹胀便秘加上巨虚、丰隆。③方法:毫针刺,泻法,不灸,每日 1 次。

(4)肝肾阴虚。①穴位:太溪、三阴交、中都、阴谷。②配穴:潮热、盗汗者,加鱼际、劳宫;如兼肝火旺盛,可加太冲、阴陵泉。③方法:毫针刺,平补平泻法,不灸,每日1次。

　　(5)气血两虚。①穴位:足三里、三阴交、阴陵泉、血海。②配穴:如见神疲畏寒,可加灸命门、气海俞;如见恶心呕吐,可加内关。③方法:毫针用补法,配合灸治,每日1次。

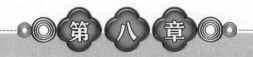

肿瘤相关并发症

第一节 感 染

恶性肿瘤患者由于长期慢性消耗、营养不良及放、化疗等因素影响,导致机体免疫力低下,极易发生各种并发症,医院感染是其中最常见的并发症之一。

一、病因和发病机制

(一)年龄

肿瘤患者随着年龄增加,机体重要组织器官发生退行性变化,机体防御功能降低、组织修复能力减弱,医院感染发生概率增加。年龄是发生深部感染的重要危险因素之一。

(二)合并慢性病

有临床统计发现,合并其他疾病(高血压、糖尿病、脑血管意外、慢阻肺等)的肿瘤患者感染率显著高于无并发症患者。恶性肿瘤患者合并糖尿病、高血压等慢性病可能进一步削弱免疫功能,使机体抵抗力下降,利于病原菌侵入,易致医院感染发生。

(三)功能性无脾症

脾切除或脾脏放疗导致功能性无脾症,使患者易发生肺炎球菌败血症,功能性无脾症也是重度移植物抗宿主病晚期的并发症。患者主要的风险是荚膜细菌引起的重症败血症,最常见的病原体是肺炎链球菌、流感嗜血杆菌和脑膜炎奈瑟菌。

(四)糖皮质激素

大剂量糖皮质激素应用对中性粒细胞、单核细胞和淋巴细胞的分布和功能均有显著影响,感染的危险性与皮质激素的剂量和持续时间、是否合并存在免疫功能缺陷(如粒细胞缺乏症或应用其他免疫抑制剂等)及肿瘤状况等有关。氟达拉滨与糖皮质激素合用比二者单用具有更强的免疫抑制作用,氟达拉滨联合泼尼松导致的 $CD4^+$ 细胞明显抑制,在治疗结束后仍可持续数月。

(五)营养不良

晚期癌症患者由于长期消耗出现恶病质,营养不良可使免疫器官萎缩、淋巴细胞及抗体生成减少,导致机体免疫力下降,直接引起或诱发医院感染。

(六)侵入性操作

有研究报道,恶性肿瘤患者行侵入性操作较未行侵入性操作者医院感染率高,且操作时间越长感染机会越大。

(七)放疗损伤

放疗是肿瘤患者的主要治疗方法之一,但放疗在杀死局部肿瘤细胞的同时,也会造成机体防御与免疫功能进一步降低。放疗损伤对医院感染发生的影响不容忽视。

(八)化疗的毒副作用

抗肿瘤药物是细胞毒类药物,作用于分裂迅速的细胞,包括肿瘤细胞和正常细胞,可直接损害和破坏免疫系统、其他脏器功能,导致各种毒副作用发生,其中骨髓抑制较常见,严重粒细胞缺乏成为恶性肿瘤患者死亡的主要原因之一。有学者报道,随着化疗时间增加,肿瘤患者医院感染发生率逐渐增加,提示化疗作为肿瘤的一种治疗手段,其产生的毒副作用是医院感染发生的危险因素。

二、分布特点

(一)感染部位

肿瘤患者医院感染可发生在呼吸道、泌尿道、手术部位、血液、皮肤软组织、胃肠道等全身各部位,其中下呼吸道感染率最高,占 24.0%～40.65%,且随着肿瘤发病率升高,下呼吸道感染率呈逐年增高趋势。恶性肿瘤患者医院感染部位主要以下呼吸道为主,这是由于晚期肿瘤患者广泛使用化疗药物及免疫抑制剂等,造成呼吸道纤毛黏液系统、IgA 及纤维素等细菌清除系统均出现一定程度破坏。再者病原体易通过飞沫空气传播,控制空气传播途径比其他传播途径更为困难,并且住院时间越长,接触病原菌机会越多,医院感染发生率越高。

(二)病原菌分布

肿瘤患者易受病原菌侵袭造成感染,有研究表明致病菌按分离率高低依次为铜绿假单胞菌、大肠埃希菌、肺炎克雷伯菌、真菌、金黄色葡萄球菌、变形杆菌、沙雷杆菌等。感染主要集中在革兰阴性菌,并以大肠埃希菌、肺炎克雷伯菌、铜绿假单胞菌为主;革兰阳性菌主要为金黄色葡萄球菌和肠球菌;真菌以白色假丝酵母多见,且多家医院白色假丝酵母菌位居医院感染致病菌首位。也有医院报道其恶性肿瘤患者医院感染的病原菌均为多重耐药菌。提示肿瘤患者病原菌耐药性日趋严峻,病原菌以多药耐药的革兰阴性菌为主。

三、预防

医院感染是晚期肿瘤患者死亡的主要原因之一。晚期肿瘤患者作为一个特殊人群,必须严格重点进行监控和采取有效的预防措施,降低医院感染率。

加强对易感患者的保护。对于白细胞低于 $1.0 \times 10^9/L$ 患者应进行隔离保护。隔离患者有 2 种方法,包括无菌隔离室(或称层流室)和“生活岛”隔离方法,即在病房内实行隔离,或用塑料薄膜帐隔离。在调查中发现患者皮肤感染以金黄色葡萄球菌为主,传染源主要来自患者和带菌者,一般人群中约 15%,正常人鼻咽部带菌,医护人员带菌约 30%。为了防止交叉感染,应限制探护人数及频次,医护人员进行治疗应有计划,减少不必要的人为走动,检查每一名患者时都要对手部用肥皂水清洗,也可用 0.1% 过氧乙酸浸泡 1~2 分钟,如病房无水源条件,亦可用甘油酒精配制成无水消毒液反复多次擦抹手部。

晚期肿瘤患者的医院感染以呼吸道发生率最高,而呼吸道以链球菌为主,在自然界中分布广泛,水、空气、正常人的皮肤、肠道和呼吸道等均可存在,特别是在潮湿环境生存较强。因此病房应经常通风换气,保持空气清新,冬季也要定时换气,气候条件允许的情况下必须开窗通风,每日至少 4 次,每次 10 分钟,包括空调房间。室温一般保持 18~22 ℃,相对湿度 50%~60%,每日紫外线照射一次,定期用过氧乙酸或中药苍术熏蒸,可减少空气中细菌含量,墙、地板(瓷面)可用热肥皂水擦抹。晚期肿瘤患者口腔黏膜感染较高,因此,必须加强口腔的护理,嘱患者早、晚、饮食后漱口,也可以用淡盐水、口炎康等含漱。

对患有感染性疾病的患者,必须合理使用抗生素,避免长期使用广谱抗生素;严格控制陪护人员数量,对他们带入病房的物品特别是食品要严格检查;定期对病房环境,患者鼻咽部、肛门、大小便及血液进行细菌学检测,以查找感染来源,切除感染传播途径,尽量缩短探视时间以减少感染机会;对各种侵入性操作必须执行严格的无菌规范。

四、治疗

晚期癌症患者由于长期接受手术、放疗及化疗等有损机体免疫力的治疗,导致其体液免疫和细胞免疫功能出现缺陷,表现为粒细胞减少和趋化、吞噬功能降低,皮肤黏膜屏障破坏,加上医院病房内空气交换、环境净化程度有限,多人病房的互相接触等,故感染部位以呼吸道感染最多,其次是胃肠道、口腔黏膜、皮肤及腹腔等,不明原因感染亦占有较大比例。癌症并发感染往往出现临床表现不典型和炎症反应不完全,并且部分患者以发热为感染的唯一表现,因此诊断困难;血液、体液等标本培养病原菌的阳性率较低;感染的病原菌以革兰阴性杆菌常见,但真菌和病毒感染的发病率较正常人高,混合感染亦多见;多重耐药菌感染较常见;感染病情严重、易扩散、脓毒症的发生率及死亡率高。

因此对癌症合并感染的患者应尽早开始治疗,但由于开始时无法明确病原菌以及药敏结果,而开始治疗时应用不恰当的抗菌药物会降低患者的存活机会,不合理使用抗菌药物则是造成细菌耐药的根源。如果一般情况差、感染严重,且既往曾反复多次使用多种抗菌药物,则应避免采取逐步升级的常规用药方案,而采取一开始就用目前最强的抗菌药物单一药物疗法,此时,采用抗感染降阶梯治疗是最合适的选择。

降阶梯治疗即开始就使用广谱抗菌药物以最大限度覆盖可能的致病菌,并使用足够的剂量,切断或减少感染迅速进展的可能,随后根据微生物学检查结果调整抗菌药物的使用,使之更有针对性。降阶梯治疗法不会增加细菌耐药性的发生,并可减少或避免反复盲目调换抗菌药物及联合用药的毒副作用,特别适宜严重感染、抵抗力明显低下或感染无病原学及药敏结果的患者,保障了最佳疗效的可能性,缩短了疗程,节约了费用。

也有研究表明,在判断病原菌较正确的情况下,一开始直接选用针对性强的抗菌药物也能达到广谱抗菌药物治疗的效果,在美国国家综合癌症网络的《癌症感染的防治指南》中,就口腔和食管、鼻窦或鼻部、腹部、直肠和肝脏感染、导管感染、皮肤与软组织感染、中枢神经系统感染及艰难梭菌结肠炎、中性粒细胞缺乏症性肠炎等的诊断与治疗提出了指导性意见,由于在临床工作肺部感染最为常见,因此控制肺部感染是重点讨论的内容。

(一)无中性粒细胞缺乏症及免疫抑制治疗时的社区获得性肺炎

社区获得性肺炎在治疗开始前应尽可能获取痰和血培养标本。无中性粒细胞缺乏症、未接受免疫抑制治疗且无须住院的患者,治疗可选择:①适用呼吸道感染的氟喹诺酮类(左氧氟沙星 750 mg/d 或莫西沙星或吉米沙星)。②β-内酰胺类(如大剂量阿莫西林或阿莫西林/克拉维酸钾)联合大环内酯类(如阿奇霉素)。这些方案可用于治疗大多数常见社区获得性致病菌,包括不典型肺炎(衣原体、支原体、军团菌)。需住院患者建议单用呼吸道氟喹诺酮类或应用大环内酯类联合头孢曲松、头孢噻肟、厄他培南。厄他培南对怀疑吸入性和阻塞性肺炎的革兰阳性和革兰阴性(不包括铜绿假单胞菌、不动杆菌)以及厌氧菌有效。重症社区获得性肺炎(需入住 ICU 者),建议使用广谱抗生素覆盖抗假单胞菌、β-内酰胺联合氟喹诺酮类或阿奇霉素。以往有耐甲氧西林金黄色葡萄球菌(methicillin resistant *staphylococcus aureus*,MRSA)感染或已知有 MRSA 定植的需住院治疗的肺炎患者,应考虑加用万古霉素或利奈唑胺。

(二)院内感染的肺炎

入院前期获得性肺炎(出现于住院的前 4 日)可能由抗生素敏感的细菌引起,预后较好。但癌症患者有感染抗生素耐药细菌的风险。多药耐药细菌群(特别是 MRSA 和抗生素耐药的革兰阴性致病菌)在不同的医院和地区分布各异,因此选择医院获得性肺炎的初始治疗需了解当地抗生素的敏感性。如在有些中心产超广谱 3-内酰胺酶的革兰阴性细菌感染率很高,使碳青霉烯类成为肺炎初始治疗的首选。在住院后期获得性肺炎患者或有感染多药耐药致病菌危险因素者,推荐广谱抗生素方案。抗假单胞菌、β-内酰胺酶类(如头孢他啶、头孢吡肟、亚胺培南/西司他汀、美罗培南、多尼培南、哌拉西林/他唑巴坦)联合抗假单胞菌的氟喹诺酮类(如环丙沙星、左氧氟沙星)或氨基糖苷类,联合利奈唑胺或万古霉素(以覆盖 MRSA)是合理的初治方案(万古霉素的目标谷浓度为 15～20 mcg/mL)。

(三)中性粒细胞症缺乏患者伴肺部渗出性病变

中性粒细胞缺乏症持续<1 周的患者肺部感染常由肠杆菌(如大肠埃希菌、克雷伯菌属),铜绿假单胞菌,金黄色葡萄球菌,以及见于非免疫缺陷患者的致病菌引起。因为中性粒细胞缺乏症可以没有痰和炎症反应,应行血培养、胸片、留痰标本作革兰染色和培养。怀疑急性细菌性肺炎时应立即给予适当的经验性抗生素治疗并住院密切监测疗效。开始治疗 48～72 小时后,如临床病情改善,则不必要行进一步的诊断性检查,抗生素治疗应持续至中性粒细胞缺乏恢复,至少

使用 10～14 日。一旦粒细胞缺乏恢复可在余下的疗程中使用适当的口服抗生素治疗方案。

第二节　癌性疼痛

全球每年新发癌症 1 400 多万,我国每年新增约 430 万,大约 1/3 的患者伴有癌性疼痛。癌性疼痛是指癌症、癌症相关性疾病及抗癌治疗所致的疼痛。一般是指由肿瘤直接引起的疼痛,肿瘤侵犯或压迫神经根、神经干、神经丛或神经,侵犯脑和脊髓、侵犯骨膜或骨骼、侵犯实质性脏器及空腔性脏器、侵犯或堵塞脉管系统、肿瘤引起局部坏死、溃疡、炎症等,在上述情况下均可导致严重的疼痛。在肿瘤治疗过程中所引起的疼痛,也被认为是癌性疼痛。疼痛是癌症患者最常见和难以忍受的症状之一,严重影响癌症患者的生活质量。初诊癌症患者的疼痛发生率约为 25%,而晚期癌症患者的疼痛发生率可达 60%～80%,其中 1/3 的患者为重度疼痛。如果癌性疼痛(以下简称癌痛)不能得到及时、有效的控制,患者往往感到极度不适,可能会引起或加重其焦虑、抑郁、乏力、失眠,以及食欲减退等症状,显著影响患者的日常活动、自理能力、社会交往和整体生活质量。

一、病因及发病机制

(一)肿瘤相关性疼痛

常因肿瘤直接侵犯或压迫、牵拉局部神经组织、肿瘤转移累及骨等组织所致,占癌症患者疼痛的 70%～80%。

1.肿瘤压迫和浸润神经

这是癌症疼痛的主要原因,癌细胞通过神经鞘周围淋巴管或沿神经周围抵抗力较弱的部位浸润,而后再向轴索浸入引起疼痛。此时引起疼痛的原因可能有神经鞘内的神经纤维绞窄所致;某种致痛物质的生成导致疼痛;神经营养血管被癌细胞所闭塞,神经纤维处于缺血状态而致疼痛;癌症转移到椎骨或肋骨,压迫神经根或肋间神经;癌浸润到腹膜、胸膜、胸壁时可产生顽固的疼痛。临床上常以神经痛形式表现,疼痛性质为锐痛,患者描述为刀割样、针刺样剧痛,通常向体表神经分布范围放射。当浸润进一步加剧,则产生感觉障碍。如果癌细胞浸润于腹腔神经丛、肠系膜神经丛、骶神经丛，则发生 C 纤维性疼痛，疼痛性质为钝痛，疼痛部位不明确，有周期性反复的持续性疼痛。相反，也有癌细胞转移到感觉神经末梢处皮肤却不发生疼痛的病例。由此可见，在产生或不产生剧痛之间有如此显著之差，是有待于今后进一步研究的问题。

2.管腔脏器受癌瘤的浸润

恶性肿瘤患者如果伴有管腔脏器通过障碍时，即可产生疼痛。其特点是无明确的定位，具有周期性和反复发作的疼痛，常伴有恶心、呕吐、冷汗，在管腔平滑肌痛觉神经纤维末梢与平滑肌保持并列的位置，当管腔壁伸展或平滑肌痉挛性收缩时，神经末梢处于伸展状态而致疼痛。当癌症累及腹腔内管腔脏器平滑肌时，不管致痛的脏器在何处，其疼痛表现在腹部正中线的某部位胆管、胰腺管狭窄或阻塞可引起剧烈的疼痛，子宫癌压迫输尿管时也会引起疼痛。

3.脉管系统受癌瘤浸润

癌瘤的直接压迫、闭塞或癌细胞浸润于动脉、静脉、淋巴管时可以引起疼痛。肌肉本身并不对疼痛敏感，但间歇性跛行症时所发生的缺血性疼痛，即属于此类。静脉或淋巴回流障碍致肿胀时，因致痛物质聚积于此处而发生疼痛。当动脉闭塞致局部缺血或坏死时，可引起剧痛，加之如果并发感染，发生炎症时疼痛更加剧。

4.骨骼受癌细胞浸润

原发性骨肿瘤或转移性肿瘤均产生难忍的疼痛。骨膜内存在与痛觉有关的感觉神经末梢，骨髓和哈佛氏管中也有感觉神经，但骨实质内并不存在。骨骼痛是因为骨髓内压的变化，骨膜受刺激而产生疼痛，疼痛性质为钝痛，定位不明确，伴有深部压痛。

（二）抗肿瘤治疗或诊断操作引起的相关性疼痛

由于外科手术、创伤性检查操作损伤，放射治疗损伤，以及化疗药物治疗后所致，占癌痛的 10%～20%。癌症行外科手术后，由于体表神经和自主神经受损伤，以及脏器粘连、瘢痕形成等可导致新的疼痛。放射疗法后常有周围血管、淋巴管受侵害而致肿胀、炎症，可成为疼痛的原因。治疗药物神经毒性包括周围神经病变、急性脑部病变或脊髓损伤，易引起周围神经炎的药物有长春碱类，表现为指趾麻木、感觉异样、便秘、麻痹性肠梗阻，大剂量阿糖胞苷可引起脑部病变，如头痛、嗜睡、淡漠、惊厥。此外，手术疗法、放射疗法、抗癌药物疗法后致食欲不振、全身倦怠，也是成为增强疼痛的因素。

(三)非肿瘤因素的疼痛

包括与免疫机制低下相关的带状疱疹后神经痛,并发糖尿病的外周神经痛,痛风、骨关节炎等各种与肿瘤发生不直接或完全不相关的急、慢性疼痛,以及心理性因素、社会精神性因素等因素所致的疼痛。患者因丧失本来的生理功能而产生自卑感,又因病丧失工作能力,与家庭和社会间的交往也在消失,因而在心理上产生孤独感,加之产生对死亡的不安、恐惧心理,均为增强疼痛的原因。晚期癌症患者的疼痛常为多种原因,多种部位的混合性疼痛。

二、诊断

癌痛常规通过主诉、疼痛病史、疾病病史、体格检查及相关实验检查来评估。患者的主诉是判断患者是否疼痛及疼痛严重程度的主要依据;疼痛的病史包括疼痛的部位及范围、疼痛的性质、疼痛的程度、疼痛发作时间及频率、疼痛发作相关因素、疼痛对生活质量的影响及疼痛的治疗史;疾病病史(包括了解患者的个人史及既往史)帮助了解患者的肿瘤发病和诊断治疗过程;通过体格检查及相关实验室检查了解肿瘤累计范围,判断肿瘤与疼痛的相关性。

(一)病因诊断

癌症相关性疼痛、癌症治疗相关性疼痛、并发症相关性疼痛。

(二)病理生理诊断

伤害感受性疼痛、神经病理性疼痛。

(三)量化评估

癌痛量化评估是指采用疼痛程度评估量表等量化标准来评估患者疼痛主观感受程度,需要患者的密切配合。量化评估疼痛时,应当重点评估最近 24 小时内患者最严重和最轻的疼痛程度,以及平常的疼痛程度。量化评估应在患者入院后 8 小时内完成。癌痛的量化评估,通常使用数字分级法、面部表情评估量表法及主诉疼痛程度分级法 3 种方法。

1.数字分级法

将疼痛程度用 0~10 个数字依次表示,0 表示无疼痛,10 表示能够想象的最剧烈疼痛,数字越大疼痛的强度越大。按照疼痛对应的数字,将疼痛程度分为:轻度疼痛(1~3),中度疼痛(4~6),重度疼痛(7~10)。

2.面部表情疼痛评分量表法

由医护人员根据患者疼痛时的面部表情状态进行疼痛评估,这种评估方法简单、直观、形象,容易掌握,适用于自己表达困难的患者,如儿童、老年人、存在语言文化差异或其他交流障碍的患者。其中,1～3分为轻度疼痛(睡眠不受影响);4～6分为中度疼痛(睡眠受影响);7～10分重度疼痛(睡眠严重影响)。

3.主诉疼痛程度分级法

主要是根据患者对疼痛的主诉,将疼痛程度分为轻度、中度、重度3类。①轻度疼痛:有疼痛,但可忍受,生活正常,睡眠未受到干扰。②中度疼痛:疼痛明显,不能忍受,要求服用镇痛药物,睡眠受到干扰。③重度疼痛:疼痛剧烈,不能忍受,需用镇痛药物,睡眠受到严重干扰,可伴有自主神经功能紊乱或被动体位。

根据患者主诉疼痛程度的分级,疼痛缓解效果分为3种。①显效:疼痛减轻2度以上。②中效:疼痛减轻1度。③微效:疼痛稍有缓解但不到1度。

三、治疗

(一)气滞证

1.证候

多表现为胀痛,疼痛走窜不定,遇情志刺激时加重。伴有精神抑郁,易激动,脘腹满闷,嗳气,纳呆食少,喜长太息。舌淡苔薄白,脉弦。

2.治法

疏肝解郁,行气止痛。

3.方药

柴胡疏肝散加减。柴胡15 g,青皮10 g,香附10 g,佛手10 g,陈皮10 g,川楝子10 g,乌药10 g,厚朴12 g,枳实10 g,木香10 g,姜黄10 g,薤白10 g,炙甘草5 g。水煎服,分温2服。若疼痛明显,加水红花子、川芎、乳香、没药,用以加大理气活血止痛功效;睡眠差加菖蒲、远志、丹参;纳食少加鸡内金、党参、焦三仙健脾消食;伴有气短乏力加黄芪、太子参、炒白术健脾益气;口苦烦急加龙胆草、炒栀子清肝泻火;伴有腹水、水肿等加黄芪、大腹皮、泽泻、茯苓、猪苓、冬瓜皮,用以加强利水消肿作用。

(二)血瘀证

1.证候

疼痛较剧烈,甚则刺痛拒按,痛处固定,入夜尤甚。或可触及肿块,口苦咽干,烦急易怒,或见肌肤甲错。舌质暗红或有瘀斑,脉沉细涩。

2.治法

活血化瘀,通络止痛。

3.方药

血府逐瘀汤加减。赤芍 15 g,桃仁 10 g,红花 10 g,当归 15 g,川芎 10 g,川牛膝 10 g,桔梗 6 g,柴胡 15 g,枳壳 12 g,延胡索 10 g,乳香 10 g,没药 9 g,王不留行 9 g,生甘草 5 g。水煎服,分温 2 服。若伴有气短乏力,加黄芪、太子参;烦急口苦明显是伴有肝火炽盛,加龙胆草、炒栀子;睡眠不实加炒枣仁、远志、莲子心;若癌症日久或放、化疗后耗伤阴液,出现口干,舌淡暗、少苔等症候,可加天花粉、地黄、山茱萸养阴生津。

(三)气血两虚证

1.证候

多表现为疼痛绵绵,以隐痛或钝痛为主,喜温喜按。伴有形体消瘦,神疲乏力,气短懒言,纳呆食少,便溏,头目眩晕。舌淡苔白,脉沉细。

2.治法

补益气血,温经止痛。

3.方药

十全大补丸加减。人参 10 g、炒白术 10 g、茯苓 15 g、当归 15 g、川芎 10 g、白芍 15 g、熟地黄 15 g、黄芪 20 g、肉桂 6 g、木香 10 g、生甘草 5 g。水煎服,分温 2 服。若气短乏力明显,加大人参、黄芪用量;面色无华、失眠等血虚证明显加龙眼肉、阿胶、远志、炒枣仁、大枣养血安神;若伴有阴虚火旺表现为口干舌燥、潮热盗汗、烦躁易怒加元参、天花粉、麦冬、五味子、龙胆草、知母养阴生津;纳呆食少加鸡内金、焦三仙、山药;出现乏力水肿加车前子、猪苓、冬瓜皮,黄芪加量到 30 g;出现腹水、腹胀加大腹皮、猪苓、泽泻。

(四)毒热蕴结证

1.证候

疼痛较为剧烈,呈热痛,得冷稍减轻。可见局部红肿,口臭,大便秘结,尿短赤。或见发热。舌质红苔薄黄,脉数。

2.治法

清热解毒,祛火止痛。

3.方药

清瘀败毒饮加减。生石膏 20 g,黄连 9 g,地黄 15 g,生栀子 6 g,芦根 15 g,黄芩 10 g、白花蛇舌草 20 g、知母 10 g、连翘 15 g、元参 20 g、牡丹皮 15 g、赤芍 15 g、竹叶 10 g、生甘草 5 g。水煎服,分温 2 服。若毒热较盛,发热明显,加柴胡、蝉蜕、僵蚕、生大黄、金银花、半枝莲等药物疏散风热,通腹泻热,清热解毒;出现黄疸、胁肋痛明显加茵陈、川楝子、延胡索、虎杖、丹参利湿祛黄,化瘀止痛;若痈疽脓肿,加天花粉、皂角刺、白芷、金银花、连翘解毒排脓;若疼痛明显,加三七、水红花子、丹参、延胡索化瘀止痛;口苦烦急加龙胆草、柴胡、莲子心;伴有水肿加车前子、抽葫芦、冬瓜皮利水消肿。

(五)痰湿凝滞证

1.证候

疼痛多表现为钝痛、隐痛、胀痛等,伴有困重感,痰涎壅盛、咽喉堵闷、胸脘痞闷。舌淡苔厚腻,脉滑。

2.治法

化痰散结,理气止痛。

3.方药

二陈汤、温胆汤加减。陈皮 10 g、法半夏 10 g、枳实 10 g、厚朴 12 g、苍术 10 g、毛慈菇 9 g、昆布 9 g、海藻 9 g、生牡蛎 30 g、天南星 9 g、夏枯草 15 g、瓜蒌 20 g、茯苓 20 g、白花蛇舌草 30 g、水红花子 15 g。水煎服,分温 2 服。若疼痛较剧烈,加乳香、没药、红花、延胡索加强化瘀止痛;胸脘痞闷、纳呆食少加苏梗、鸡内金、焦三仙;伴有气短乏力加黄芪、太子参。

第三节 营养不良

肿瘤患者在临床上出现营养不良的情况较为常见,从开始发生营养不良到最终出现恶病质是一个连续的过程。目前中医药对肿瘤营养不良的研究多集中在恶病质上,对于早期的营养不良的中医药研究和肿瘤患者整个营养不良发展过程的中医药研究较少。中医药有"整体观念"和"治未病"的学术思想,而肿瘤营养不良又与肿瘤患者的生活质量、生存期的长短关系较为密切,所以应重视对肿瘤营养不良整个过程的中医药作用的研究。

一、病因及发病机制

(一)临床分期

临床分期高的中晚期患者长期处于高代谢、高分解状态,营养物质消耗较多,而住院期间一般饮食较清淡,特别是术后患者多以流食为主,营养物质难以满足肿瘤细胞的需求,甚至处于恶病质状态。

(二)放疗

放疗导致的腹泻不仅降低胃肠道营养物质的吸收,且可引起酸碱平衡紊乱,电解质失衡。其次,收入较低者膳食相对较差,营养物质摄入少、补充相对不足,故导致营养不良。

(三)精神因素

肿瘤患者常见的精神疾病包括痛苦、恐惧、焦虑、抑郁。有文献显示,肿瘤患者对疾病进展存在明显的恐惧,特别是临床分期高的患者,恐惧程度更重。抑郁程度越高,营养不良发生风险越高。对疾病的恐惧使机体处于应激状态,刺激肾上腺素分泌,加快蛋白、脂肪分解。恐惧、抑郁等精神疾病使摄食减少,营养物质缺乏。

二、诊断

营养诊断是营养治疗的基础,而营养风险筛查则是营养诊断的第一步。营养风险筛查操作简便,循证医学证据充分,被多项指南和专家共识推荐为住院肿瘤患者最合适的营养风险筛查方法。对于营养筛查有营养风险的患者,应该进一步接受营养状况评价,以判断患者有无营养不良并评估其严重程度。对于恶性肿瘤患者而言,患者主观整体营养评估量表(patient gencrated subjective global assessment,PG-SGA)是目前公认的肿瘤患者首选的营养评估工具。该工具是专门为肿瘤患者设计的营养状况评估方法,由患者自我评估和医务人员评估两部分组成,其敏感性和特异性较高,评估结果更接近于患者的实际营养状况。该量表将营养不良的肿瘤患者分为 4 个等级,不同等级采取不同的临床干预路径,详见表 8-1。对于存在中、重度营养不良患者,需要进一步进行综合测定。综合测定的内容包括应激程度、炎性反应、能量消耗水平、代谢状况、器官功能、人体组成、心理状况等方面。对肿瘤患者营养状况进行全面评估与诊断后,以脏腑功能衰退,气血阴阳亏虚为主要病机,在中医理论指导下,根据肿瘤患者中医体质进行中西医结合营养治疗。通过辨证论治采取益气、养阴、温阳和补血等疗法,进行肠内、肠外营养,同时借助食疗提高机体体质和免疫力,达到健脾益胃,改善患者脾胃运化功能,增加患者进食欲望,而并非只能接受静脉营养物质的输入,改善患者的生活质量,最终对恶性肿瘤营养不良患者起到有效的治疗作用。

表 8-1　不同等级 PG-SGA 的临床干预途经

评分结果	评价结果	营养干预途径
0～1 分	无营养不良	无需营养干预
2～3 分	可疑营养不良	营养教育
4～8 分	中度营养不良	人工营养
≥9 分	重度营养不良	人工营养

注:PG-SGA,患者主观整体营养评估量表;营养教育包括饮食指导、饮食调理与饮食咨询,人工营养指肠内营养及肠外营养。

三、治疗

恶性肿瘤营养不良患者体质类型包括气虚质、阴虚质、阳虚质、痰湿质及血瘀质。偏颇体质者因气血津液失调,表现出痰湿蕴结、气阴亏虚、气机不调等异常状态,如不能及时调理,则易发展为相关疾病。不同程度营养不良患者体质分布略有不同。

在早期营养不良阶段,以气虚质和痰湿质为主,基于"中医治未病"的理念,从医食同源、药食同用的思想观念出发,通过区别不同患者的体质状况来确定相应的饮食养生方法,并依据饮食养生的方法制订相应的营养食谱,利用食物的性味功效,调理偏颇体质,是"治未病"的重要手段之一。中医认为,脾乃后天之本,主运化水谷精微,主四肢肌肉,与机体营养状态息息相关。针对尚未出现中、重度营养不良但需要抗肿瘤治疗的患者可食用山药薏仁粥、茯苓大枣粥八宝粥等,减少抗肿瘤治疗导致的脾虚证候的发生,从而预防肿瘤患者重度营养不良的发生。

临床实际运用中,针对可疑营养不良患者,不同体质分型给予用药及饮食指导。①气虚质患者可使用益气健类脾中药,如四君子汤加减,四君子汤中含有人参、白术、茯苓、甘草,方中人参味甘,补脾胃之气,为君药;白术苦温,助君药燥湿健脾,为臣药;茯苓甘淡,渗湿利尿,为佐药;炙甘草甘平,和中益气,为使药。四药相辅,具有益气健脾之功效,对于消化道肿瘤气虚质的患者治疗效果明显。饮食上宜多食益气健脾的食物,如粳米、小米、大麦、白扁豆、土豆、白薯、红薯、山药等;少食耗气食物,如槟榔、空心菜、生萝卜等。②痰湿质患者因脾胃虚弱日久,脾虚生痰化湿,以平胃散进行加减,可选用薏米、陈皮、半夏、砂仁、藿香等健脾燥湿化痰类中药。以清淡饮食为原则,多食葱、蒜、海藻、海带、海蜇、胖头鱼、萝卜、金橘等;少食海参、肥肉及甜腻、油腻的食物。

对于中、重度营养不良的患者,其气血阴阳亏虚,五脏六腑的损伤较为明显,在气虚质和痰湿质基础上,出现血虚质、阴虚质、阳虚质,兼加血瘀质,应根据"扶正固本""虚则补之"的中医理论进行治疗。有研究发现,对营养不良肿瘤患者临床应用健脾和胃合剂,可改善患者营养状况,改善生活质量,相关症状明显缓解。健脾和胃合剂以半夏、茯苓、木香和党参等药配伍,起和胃降逆、行气健脾和益气养胃之效,同时佐以红景天、白首乌和麦冬等药,扶正固本、消积化食,诸药合用有理气养胃、健脾固本的作用,从而能有效改善患者症状,促使营养不良改善。

此外,中医药适宜技术穴位贴敷、针刺等干预措施也能改善肿瘤患者营养状态。有研究者应用中药穴位贴敷疗法,结合温补脾肾之法改善肿瘤患者的气虚、阴虚之证,能有效改善中晚期肿瘤患者营养状况,提高晚期肿瘤患者的生活质量。

第四节　骨 髓 抑 制

肿瘤患者的骨髓抑制,除肿瘤侵犯骨髓,损害骨髓的功能外,主要发生在肿瘤患者治疗过程中采用的放疗、化疗等治疗对骨髓的抑制。随着肿瘤研究的深入,肿瘤的治疗方法也逐渐增多,治疗方案更加个性化,但最常用的仍然是化疗和放疗。化疗和放疗在杀伤癌细胞的同时,也会对机体的骨髓造血系统和造血微环境造成损伤。骨髓抑制可导致患者的化疗药物剂量降低、化疗时间推迟以致终止化疗,影响肿瘤治疗效果,缩短生存期,增加医疗费用。

一、病因及发病机制

各类血细胞均起源于造血干细胞,之后形成各系定向祖细胞,定向祖细胞已经限定了进一步分化方向,从原始的粒细胞到分化成熟的粒细胞经历了早幼粒细胞、中幼粒细胞和晚幼粒细胞,最后发育为成熟的粒细胞进入到血液中。从原始粒细胞到发育成熟的粒细胞需要 7～14 日。正常骨髓每日产生中性粒细胞,并释放到循环血液中来维持血细胞的数目的稳定。骨髓中储备的中性粒细胞是外周血中的 12～20 倍,在疾病或感染发生时,骨髓中的中性粒细胞数被释放到外周循环的血液中。当血液中的中性粒细胞数减少到 $1.0 \times 10^9/L$ 时,机体抵抗力降低,容易发生感染。中性粒细胞半衰期 8～12 小时,因此骨髓必须不断产生中性粒细胞,补充到循环血液中。放、化疗抑制骨髓造血功能,成熟的中性粒细胞亡后不能得到及时的补充,导致循环中的中性粒细胞数减少。

各种药物和治疗方法对骨髓的巨核细胞的抑制作用可导致血小板生成不足或过度破坏。外周血小板计数 $< 100 \times 10^9/L$ 为血小板减少。血小板计数 $< 50 \times 10^9/L$,可引起皮肤黏膜出血;当血小板计数 $< 20 \times 10^9/L$,有自发出血的高风险;当血小板计数 $< 10 \times 10^9/L$ 时有自发性出血的极高风险。循环血液中红细胞的半数生存期为 120 日,所以放、化疗对红细胞抑制不明显,或出现晚。

二、诊断

肿瘤治疗中,如果应用了对骨髓有抑制作用的治疗方法,当循环血液中血细胞计数低于正常范围,即可诊断骨髓抑制。骨髓抑制的分级见表 8-2。

表 8-2　骨髓抑制的分级

血液系统	0 度	Ⅰ 度	Ⅱ 度	Ⅲ 度	Ⅳ 度
血红蛋白(g/L)	≥110	95～109	80～94	65～79	<65
白细胞(10^9/L)	≥4.0	3.0～3.9	2.0～2.9	1.0～1.9	<1.0
粒细胞(10^9/L)	≥2.0	1.5～1.9	1.0～1.4	0.5～0.9	<0.5
血小板(10^9/L)	≥100	75～99	50～74	25～49	<25

三、治疗

(一)气血两虚证

1.证候

头晕目眩,面色萎黄,面浮肢肿,胸闷心悸,纳呆食少,气短自汗,神疲乏力,纳呆食少。舌淡有齿痕苔白,脉沉细。

2.治法

补益气血。

3.方药

当归补血汤合补中益气汤加减。当归 15 g,黄芪 30 g,太子参 15 g,升麻 6 g,柴胡 8 g,炒白术 12 g,木香 9 g,熟地黄 20 g,阿胶 9 g,龙眼肉 12 g,陈皮 10 g,炙甘草 6 g。水煎服,分温 2 服。本证多见于肿瘤治疗过程中粒细胞减少症与贫血患者。方中当归、阿胶、龙眼肉、熟地黄补血;黄芪、太子参补气;柴胡、升麻升举阳气;陈皮、木香行气,使补而不滞。诸药合用,可改善气血两虚症状。若气短乏力明显,可加大黄芪用量,或改太子参为人参;若心悸、失眠,加麦冬、茯神、炒枣仁、远志以养心安神;自汗、乏力加五味子、麦冬、浮小麦、麻黄根;大便溏稀加白扁豆、茯苓、怀山药、莲子肉以健脾益气;纳呆食少、呕恶加法半夏、鸡内金、苏梗、焦四仙、怀山药以消食健脾,和胃降逆;若面浮肢肿加大黄芪用量,同时加猪苓、泽泻、冬瓜皮、茯苓加强补气祛水功效。

(二)肝肾亏虚证

1.证候

面色苍白,头晕耳鸣,腰腿酸软,心烦易怒,失眠多梦,神疲乏力,口干欲饮。舌红少津,脉细涩。

2.治法

滋补肝肾。

3.方药

当归补血汤合六味地黄丸加减。当归 15 g,黄芪 30 g,熟地黄 20 g,山茱萸 15 g,怀山药 15 g,牡丹皮 10 g,泽泻 10 g,炙甘草 6 g。水煎服,分温 2 服。本证多见于肿瘤治疗过程中粒细胞减少症与贫血患者。若贫血明显,伴有乏力气短、面色无华加阿胶、龙眼肉、太子参益气养血;心烦多梦、睡眠不实加茯神、莲子心、淡豆豉、炒栀子、麦冬、五味子、炒枣仁养心安神,清心除烦;腰膝酸软明显加炒杜仲、怀牛膝补肾壮腰;口干加天花粉、麦冬、元参养阴生津;头晕耳鸣加生磁石、骨碎补、菖蒲补肾平肝,开窍定眩。

(三)心脾两虚证

1.证候

面色苍白或萎黄,神疲乏力,头晕目眩,心悸气短,失眠多梦,纳呆食少,大便稀溏。肌肤可见紫斑反复出现,颜色淡,并可见其他慢性出血症状。舌淡苔白,脉细。

2.治法

补益心脾。

3.方药

归脾汤加减。黄芪 30 g,人参 10 g,炒白术 10 g,龙眼肉 15 g,茯神 15 g,炒枣仁 20 g,当归 10 g,白芍 15 g,远志 12 g,大枣 15 g,木香 6 g,三七 10 g,阿胶

10 g,炙甘草 6 g。水煎服,分温 2 服。本证多见于肿瘤治疗过程中粒细胞减少症与贫血,以及血小板减少症出血患者。气短乏力明显加大黄芪用量;失眠多梦加柏子仁、首乌藤、灵芝养心安神;大便稀溏、日数行加山药、莲子肉、砂仁、白扁豆健脾止泻;肌肤出现紫斑色淡,伴有其他慢性出血症状可以改阿胶为阿胶珠 15 g,加仙鹤草、苎麻根、棕榈炭、茜草,同时加大三七用量。

(四)阴虚火旺证

1.证候

肌肤出现红紫或青紫斑点,时作时止,伴有手足心热,潮热盗汗,两颧赤红,口干引饮,心烦失眠,并可见其他慢性出血症状。舌红少苔,脉细数。

2.治法

养阴降火,宁络止血。

3.方药

茜根散加减。茜根 15 g,阿胶珠 15 g,黄芩 10 g,侧柏叶 10 g,地黄 15 g,知母 10 g,藕节 15 g,白茅根 20 g,麦冬 20 g,三七 10 g,炙甘草 6 g。水煎服,分温 2 服。本证多见于肿瘤治疗过程中因血小板减少出现皮肤红紫、青紫斑点或其他慢性出血症状。咯血加生栀子、青黛;鼻出血加生石膏、生桑白皮、栀子炭;牙龈出血加黄连、墨旱莲、地骨皮;吐血加生大黄、麦冬、牡丹皮、荷叶、棕榈炭;便血加生地榆、炒槐花;尿血加大小蓟、生栀子、墨旱莲;肌肤出现紫斑加水牛角、元参、紫草、丹皮、仙鹤草凉血止血,同时加大三七用量。

(五)脾肾阳虚证

1.证候

面色苍白,头晕目眩,畏寒肢冷,腰膝酸软,夜尿频数,倦怠乏力,下利清谷。舌淡胖有齿痕,脉沉细。

2.治法

温肾助阳,健脾养血。

3.方药

右归饮合四君子汤加减。熟地黄 20 g,山茱萸 15 g,山药 20 g,枸杞子 15 g,鹿角胶 10 g,菟丝子 20 g,炒杜仲 15 g,当归 10 g,肉桂 5 g,附子 10 g,炒白术 12 g,党参 15 g,茯苓 15 g,白芍 15 g,炙甘草 6 g。水煎服,分温 2 服。本证多见于肿瘤治疗过程中粒细胞减少症与贫血患者。气短乏力明显加黄芪;心失眠加茯神、炒枣仁、浮小麦、五味子、丹参养心安神;畏寒肢冷明显加大附子用量,同时加干姜、巴戟天、淫羊藿温肾助阳；下利清谷加干姜、吴茱萸、五味子、肉豆蔻温中止泻；双下肢水肿加黄芪、猪苓、泽泻益气行水；血色素偏低、面色无华加阿胶、龙眼肉、黄芪、大枣补气养血。

第五节 恶 性 腹 水

恶性腹水是由各种恶性肿瘤引起的腹水，预后差，平均生存期约为20周。但原发病灶不同，预后有差异，以胃肠道来源的恶性腹水最差，生存期仅为12～20周。既往的治疗主要为利尿和反复大量的腹腔穿刺放液。淋巴管阻塞被认为是恶性腹水形成的主要病理生理机制。

一、病因及发病机制

肿瘤相关的腹水发生机制可因原发癌不同而各有所区别，常见的原因为以下几点。

（1）膈下淋巴管被肿瘤细胞阻塞，增加淋巴液流体静压，使淋巴回流受阻，从而导水和蛋白吸收减少，留于腹腔。

（2）肿瘤侵袭腹膜和肠壁，使血管内皮细胞受损，增加血管通透性，致血液中大分子物质渗出。

（3）低蛋白血症的血浆胶体渗透压降低可以加重腹水产生，大量腹水引起循环血流减少，刺激肾素-血管紧张素-醛固酮系统，导致水钠潴留。

（4）癌栓阻塞或肿块压迫，使门静脉或肝静脉血循环障碍，当血管内压力过高时，可引起静脉血管床充血，静水压增高，导致血管内外液体交换失衡，组织液回吸收减少而漏入腹腔。

二、诊断

腹水可迅速发生或缓慢出现，但进展较快。起初可无自觉症状，当腹水增加到一定程度时，由于腹膜被牵拉而出现腹胀及轻微的腹痛，并可能发现腹围增加。原发灶隐匿者，可以腹水为首发症状。甚至长时间或始终找不到原发灶，称为原发不明的癌性腹水。大量腹水时患者可出现呼吸困难，是膈肌上抬所致。腹水压迫胃肠道可引起恶心、呕吐、食欲缺乏、饱胀感。大量腹水压迫静脉及淋巴系统时，患者常有下肢水肿。晚期患者可出现尿少、血压降低，这常是濒死的信号。恶性腹水的预后取决于原发肿瘤的类型和病期,中位生存期<6个月。

恶性腹水既可迅速发生,也可缓慢发生,但进展均较快,初期可无症状,B超检查可偶然发现以下症状。

(1)腹胀:患者常自觉腹部胀大、腹围改变或伴轻微腹痛。

(2)腹水:也可以成为首发症状。腹水量大或腹水生长过快,可引起进行性腹胀、腹痛、呼吸困难及脐疝。腹水程度:可按B超检查估计腹水量,少于500 mL为轻度腹水,500～2 000 mL为中度腹水,＞2 000 mL为重度腹水。

(3)消化道症状:常伴有恶心、呕吐、食欲不振、胃食管反流、饱腹感或早饱感,即小胃综合征等症状。

(4)水肿:常伴有下肢足踝水肿,或四肢或腹部水肿,无足踝部水肿的男性几乎不存在发生腹水的可能。如出现尿少、血压降低,常是濒临死亡的信号。

三、治疗

(一)脾虚气滞

1.证候

症见脘腹胀满,腹大而坚,面色萎黄,四肢瘦削,神疲乏力,少气懒言,小便短少,大便溏薄舌质淡,舌胖边有齿痕苔白腻,脉沉缓无力。

2.治法

健脾益气、利水消胀。

3.方药

健脾解毒汤。炙黄芪、太子参、茯苓、炒白术、猪苓、薏苡仁、枳壳、厚朴、大腹皮、白花蛇舌草、半枝莲、鸡内金、炒麦芽。

(二)湿热蕴结

1.证候

症见腹大坚满,胀闷不舒,食少食欲缺乏,恶心欲吐,小便黄赤,或伴有低热缠绵,口渴不欲饮,或头昏,口苦,口中黏腻无味,舌红苔黄腻,脉滑或数。

2.治法

清热除湿,利尿泄浊。

3.方药

茵陈五苓散加减。茵陈、茯苓、泽泻、猪苓、白术、黄连、知母、芦根、车前子、猪苓、栀子、生甘草、竹叶。湿热胶结不解,热多于湿者,加黄芩、金钱草、垂盆草以清热利湿;湿热内阻滞,兼有瘀血者,则加益母草、泽兰、莪术、王不留行、水红花子以活血行水;湿浊阻滞,脾虚失运,气化无力者,酌加黄芪、党参、薏苡仁、苍术以调气运中,燥湿健脾。

(三)脾肾阳虚

1.证候

症见腹大腹胀,如囊裹水,畏寒神怯,四肢不温,或腰膝冷痛,小便量少,下肢水肿,按之凹陷不起,舌体胖大或有齿痕,舌苔薄白,脉沉迟。

2.治法

温肾暖脾,化气行水。

3.方药

真武汤合五苓散加减。制附子、肉桂、干姜、川牛膝、车前子、茯苓、薏苡仁、猪苓、黄芪、白术、白芍、大腹皮、枳壳。脾肾两虚,阳气不能温化水湿,以致湿浊聚于腹中而不散,瘀血留于经络而不行者,酌加厚朴、益母草、当归、泽兰以行气活血利水;若阳虚及阴,湿盛而阴液已伤者,则加麦冬、地黄、山茱萸、白茅根以养阴生津补肾,以防行水而进一步耗津。

(四)肝脾血瘀

1.证候

症见腹大如鼓,腹壁脉络怒张迂曲,或有胸壁、颈项朱缕赤纹,胁肋刺痛,或胁下触及质硬肿块,或大便发黑。舌暗有瘀斑,脉涩。

2.治法

活血化瘀,通络行水。

3.方药

大黄䗪虫丸加减。土鳖虫、熟大黄、水蛭、虻虫、桃仁、苦杏仁、白芍、红花、益母草、延胡索、白术、猪苓、泽泻、生甘草、枳壳、半枝莲、王不留行等。血瘀内阻,气机不行,则水湿不去,故可加厚朴、木香、桂枝、大腹皮以行气化瘀,利水泄浊;若同时兼有阳虚者,则加制附片、鹿角胶、桂枝以温阳化气行水。

第六节　恶性胸腔积液

恶性胸腔积液(malignant pleural effusion,MPE)是指原发于胸膜的恶性肿瘤或其他部位的恶性肿瘤转移至胸膜引起的胸腔积液。肺癌是最常见的病因，约占 MPE 的 1/3；乳腺癌次之；淋巴瘤也是导致出现 MPE 的重要原因，卵巢癌和胃肠道癌出现 MPE 者也不少见；5%～10%的 MPE 找不到原发肿瘤病灶。

一、病因及发病机制

恶性胸腔积液一般认为是肿瘤及非肿瘤因素综合作用的结果。其主要机制有以下几点。

(1)如肺癌、乳腺癌、胸膜间皮瘤等肿瘤直接浸润和伴随的炎症使毛细血管的通透性增加。

(2)肿瘤及其形成的瘤栓阻塞了血管和淋巴管，或合并纵隔淋巴结转移，使胸腔积液的回流受阻，毛细血管静水压增高。

(3)肿瘤(如肺癌)累及心包、继发性低蛋白血症、继发于高凝状态的肺栓塞或某些放射治疗的并发症均可加速胸腔积液的形成。

(4)恶性淋巴瘤可使胸导管阻塞、破裂，继而导致乳胸。

(5)癌肿压迫门静脉或下腔静脉。

二、诊断

由于恶性胸腔积液的病因及积液速度不同，其发病症状可呈隐或暴发性表现，约有 25%的患者无症状，只有通过影像学检查才能被发现。

(一)咳嗽气喘

临床症状主要为呼吸系统症状，呼吸困难和干咳是最常见的两类症状。

(二)胸痛胸闷

某些患者可有胸部钝性酸痛、胸膜炎样疼痛、胸闷、疲乏等。

(三)呼吸困难

少量胸腔积液可以无明显症状，胸腔积液量产生愈多愈快则症状愈重，甚则出现呼吸困难、端坐呼吸。

(四)血性胸腔积液

恶性胸腔积液绝大多数为血性，血性胸腔积液中 80%以上为恶性，多数生长迅速。

(五)全身症状

疾病后期可出现虚弱、汗出、胸痛、全身不适或伴有发热等症状。

(六)影像检查

X线检查后前位和侧位胸片可证实胸腔有无积液,卧位片有助于明确胸腔积液是否移动或有无分隔。若怀疑存在分隔,可进行胸部CT扫描或B超检查以明确分隔部位。胸片检查可能无法检测出少于30 mL的积液,但胸腔积液量＞50 mL时则敏感性可达100%。对于少量或存在分隔的胸腔积液实施B超检查可提高检出率和胸腔穿刺成功率。而与胸片B超相比较,CT扫描可对胸膜增厚与胸腔积液进行鉴别。

恶性胸腔积液判定标准:积液在X线平片上低于第5前肋水平为少量积液;在第2～5前肋水平为中等量积液;第2前肋水平以上为大量积液。

三、治疗

(一)肺热气滞,痰饮内结证

1.证候

胸部胀闷,持续疼痛,呼吸气促,咳嗽痰多,发热口苦,腹胀纳呆。舌质红,舌苔黄腻,脉滑数。

2.治法

清化痰热。

3.方药

清气化痰丸、甘遂半夏汤加减。胆南星、黄芩、瓜蒌仁、陈皮、杏仁、枳实、延胡索、郁金、刺猬皮、山慈菇、白花蛇舌草、虎杖、葶苈子、桑白皮、泽泻、法半夏、白芍、甘遂、芫花、大戟、大枣。

(二)肺脾两虚、痰饮停聚证

1.证候

面色淡白,身乏无力,胸闷气急,咳嗽频频,痰白量多,饮食减少,食后胀满,或伴四肢水肿,或面部轻浮,或大便稀薄,或小便量少。舌苔白腻,脉虚、数、濡。

2.治法

益气健脾、解毒逐水。

3.方药

椒目瓜蒌汤、十枣汤(丸)加减。黄芪、生地、熟地黄、猪苓、茯苓、薏苡仁、泽泻、川椒目、瓜蒌皮、桑白皮、苏子、白芥子、车前子、葶苈子、大戟、龙葵、白花蛇舌草、守宫、十枣丸(送服)、冬虫夏草(研末冲服)。

(三)痰瘀毒聚、水道不利证

1.证候

咳嗽频频,痰白量多,伴有血迹,胸闷气急,呼吸不畅,胸胁隐痛,或肩背疼痛。舌苔白腻,质黯淡或有瘀斑,脉细涩。

2.治法

化痰逐瘀、泻肺利水。

3.方药

控涎丹合三子养亲汤加减。法半夏、胆南星、石菖蒲、山慈菇、全瓜蒌、水牛角、龙葵、白花蛇舌草、土鳖虫、苏子、葶苈子、白芥子、莱菔子、车前子、泽泻、丹皮、莪术、白术、商陆、郁金、冬虫夏草(研末冲服)。

参 考 文 献

[1] 李长仔.临床肿瘤诊疗新进展[M].开封:河南大学出版社,2020.

[2] 曾普华.中医谈肿瘤防治与康复[M].北京:科学技术文献出版社,2021.

[3] 李东涛.中医肿瘤学[M].北京:化学工业出版社,2019.

[4] 齐元富,李秀荣.现代中医肿瘤防治学[M].济南:山东科学技术出版社,2020.

[5] 夏小军.常见肿瘤诊疗方案中西医结合[M].兰州:甘肃科学技术出版社,2021.

[6] 任保辉.肿瘤综合防治[M].北京:科学技术文献出版社,2020.

[7] 任宇.泌尿生殖系肿瘤诊疗经验与手术技巧[M].郑州:河南科学技术出版社,2019.

[8] 易子寒.实用肿瘤诊断与治疗决策[M].长春:吉林科学技术出版社,2019.

[9] 胡冬鑫.实用消化系统肿瘤综合诊断与治疗[M].昆明:云南科技出版社,2020.

[10] 任宪雷.现代中医临床诊疗[M].北京:科学技术文献出版社,2019.

[11] 王刚.中西医结合肿瘤治疗学[M].上海:上海交通大学出版社,2019.

[12] 何清邻.现代中医临床[M].长春:吉林科学技术出版社,2019.

[13] 李超,安常明,陶磊.头颈部肿瘤防治科普[M].成都:四川科学技术出版社,2021.

[14] 苑超.肿瘤内科疾病诊治精要[M].长春:吉林科学技术出版社,2019.

[15] 崔海燕.甲状腺乳腺肿瘤临床诊治精要[M].长春:吉林科学技术出版社,2019.

[16] 刘凤强.临床肿瘤疾病诊治与放、化疗[M].哈尔滨:黑龙江科学技术出版社,2021.

[17] 郭晓娜,郭志刚.中医肿瘤及经方运用[M].郑州:郑州大学出版社,2020.

[18] 丁明翠.实用肿瘤治疗与康复[M].北京:科学技术文献出版社,2019.

[19] 陈小兵.临床肿瘤学诊疗与实践[M].北京:中国纺织出版社,2019.

[20] 李雁,殷晓聆.中医肿瘤专科实训手册[M].上海:上海科学技术出版社,2021.

[21] 范育斌.实用抗肿瘤本草与验方[M].福州:福建科学技术出版社,2019.

[22] 刘媛媛.肿瘤诊断治疗学[M].北京:中国纺织出版社,2021.

[23] 高文斌,曹伟灵,陈盛阳.肿瘤并发症诊断与治疗[M].北京:科学出版社,2020.

[24] 焦桂梅.常见肿瘤的诊断与治疗[M].长春:吉林科学技术出版社,2019.

[25] 曾普华.中医谈肿瘤防治与康复[M].北京:科学技术文献出版社,2021.

[26] 张颖颖.常见肿瘤疾病诊疗学[M].长春:吉林科学技术出版社,2019.

[27] 张龙,于洪娜.临床常见肿瘤诊断思维与治疗技巧[M].北京:中国纺织出版社,2021.

[28] 李进.肿瘤内科诊治策略[M].北京:科学出版社,2020.

[29] 虞向阳.肿瘤诊断与治疗实践[M].长春:吉林科学技术出版社,2019.

[30] 黄云超.临床肿瘤妇科学[M].昆明:云南科技出版社,2019.

[31] 陆柔凤,葛微.鼻咽癌影响因素研究热点与前沿分析[J].医学信息,2022,35(22):34-39.

[32] 郑玉玲,张亚玲,宋学坤,等.食管癌化疗后中医证候分型及辨证要点的研究[J].中医研究,2021,34(11):11-17.

[33] 吴俚蓉,顾佳佳,宗丹,等.鼻咽癌诊疗总览分析[J].肿瘤学杂志,2021,27(11):889-899.

[34] 蒋红梅,陈云凤,范鹏,等.肺癌中医体质辨识及与 TNM 分期之间的关系研究进展[J].世界最新医学信息文摘,2019,19(42):112-113.

[35] 王静宇,鲁琴,杨阳,等.原发性支气管肺癌中医体质和中医证型调查研究[J].河北中医,2019,41(10):1501-1504.